Dr. med. Ingfried Hobert

Ethno Health Apotheke KOMPAKT

vianova
Verlag Via Nova

Dr. med. Ingfried Hobert

Ethno Health Apotheke KOMPAKT

Die 50 besten Naturmedizinrezepturen der Welt

vianova
Verlag Via Nova

Hinweis:
Der Einsatz aller in diesem Buch genannten Rezepturen sollte nur nach Absprache mit einem Arzt, Apotheker oder erfahrenen Therapeuten erfolgen. Damit die Naturmedizin ihr beschriebenes Wirkspektrum voll entfalten kann, müssen Krankheitsursachen aufgedeckt und ausgeschaltet werden, ebenso wie der Lebensstil einer gesunden Lebensweise angepasst werden muss. Alle Hinweise zu Psychosomatik und unterstützenden Maßnahmen beruhen auf persönlichen Praxiserfahrungen und sollen als Inspirationen ohne Anspruch auf Vollständigkeit verstanden werden. Weder der Autor noch der Verlag haften für etwaige Schäden, die vermeintlich direkt oder indirekt aus der Anwendung der in diesem Buch enthaltenen Informationen entstanden sind.

2., überarbeitete Auflage 2023
Verlag Via Nova, Alte Landstr. 12, 36100 Petersberg
Telefon: (06 61) 6 29 73
Fax: (06 61) 96 79 560
E-Mail: info@verlag-vianova.de
Internet: www.verlag-vianova.de
Umschlaggestaltung: Guter Punkt, München
Lektorat: Stella Danker
Satz: Sebastian Carl, Amerang
Druck und Verarbeitung: Appel & Klinger, 96277 Schneckenlohe

ISBN 978-3-86616-439-0

INHALT

DIE WELT ZURÜCKEROBERN

Glück und Gnade

Es gibt Tage, da fühle ich mich von den vielen großen und kleinen Dingen des Alltags beglückt und reich beschenkt. Wenn ich dann sehe, wie es den Menschen um mich herum geht, lacht mein Herz, und alles fühlt sich frei und leicht an. Was für ein Glück, was für eine Gnade, in dieser wunderbaren Form mit all den täglichen Herausforderungen sein zu dürfen, mit den unendlichen Möglichkeiten, die Tage zu füllen und das Leben zu feiern. Und ganz oben ist da ein Körper, dieses ganz eigene Wunderwerk voller Geheimnisse. Ein Seismograf mit wunderlichen Kräften, die da wirken und unser Leben in faszinierender Weise lenken. Es ist eine ganz eigene Magie, die sich da aus uns heraus entfaltet und uns dabei auf unterschiedlichsten Ebenen unterstützt, diesem Leben Bedeutung und eine ganz persönliche Note zu geben. Diese Magie bekommt eine atemberaubende Dimension, wenn wir uns bewusstmachen, dass in diesem Körper pro Sekunde 10 Billiarden Funktionen ablaufen. Billiarden Zellen, mehr als unsere Galaxie Sterne hat. Und jede Zelle verfügt über den Informationsgehalt von 1.000 Büchern à 1.000 Seiten!

Mit unendlicher Weisheit und voll unsichtbarer Kräfte ist er bereit, uns zu dienen, damit sich unsere individuelle Intention und Absicht in der uns eigenen Weise entfalten kann. Mit seinen ganz eigenen Signalen und Botschaften unterstützt, führt und lenkt er weit mehr, als uns bewusst ist. Doch wohin soll die Reise gehen? Was hält das Universum für uns bereit? Was hält die Natur für uns bereit, wenn wir unsere visionäre Potenz ausspielen wollen oder zumindest im Einklang mit unserer Biologie schwingen, leben wollen? Oder wie kann uns unser Körper unterstützen, wenn wir über uns hinauswachsen wollen, in unbekannte Dimensionen vordringen wollen, um dort neue Realitäten zu kreieren, und scheinbar Unmögliches möglich werden lassen wollen?

Es beginnt wie im Film „Matrix“ mit einer Entscheidung: Will ich selbstbestimmt die Herausforderung annehmen und mich für ganz neue Welten öffnen? Oder entscheide ich mich für für ein bisschen mehr Bio und Meditation hier und dort und lasse zu, dass die Nebel und Schleier dieser Welt mich mehr und mehr umhüllen?

Die Welt erkennen und meine Welt verändern

Betrachte ich unsere Welt und den Alltag, den sich viele Menschen kreieren, dann bemerke ich mit Sorge, wie viele Menschen wegschauen, dort, wo es anstrengend wird und sie es nicht aushalten, was sie sehen. Große und kleine Trumps formen mit einem Heer an Meinungsmachern neue riesige Felder, die das Bewusstsein einer erschreckend schnell wachsenden Gruppe vernebeln. Ihre Fake-, Verblendungs- und Manipulationswolken werden immer dichter, und mit ihren Wirtschaftscliquen knüpfen sie Gewebe, ziehen Fäden und lenken immer subtiler die Geschicke dieser Welt, leider auch auf Ebenen, auf denen wir es gar nicht vermuten. Subtil steuern sie Leute, die schließlich so von bürokratischem Wahnwitz überzeugt sind, dass sie selbst gar nicht mehr merken, wie sie uns damit nach ihrem Willen in diesem Dschungel versklaven.

Den Schleier lüften

Wir sind eingeladen, unser Leben in die eigene Hand zu nehmen und grundlegend neu auszurichten, neue Wege zu gehen und nicht angesichts der globalen Herausforderungen in Ignoranz zu erstarren und damit unausweichlich unterzugehen.

Ich möchte Sie mit diesem Buch einladen, mitzumachen und unsere Welt zurückzuerobern. Denn unsere Welt bietet *unendlich mehr* als nur das, was uns suggeriert wird. Es existieren Ebenen in uns, die wir erschließen können und auf denen andere Wahrnehmungen möglich sind.

Diese Ebenen können uns ermöglichen, unsere jetzige Umgebung völlig neu zu sehen, zu verstehen und zu gestalten, sodass Begeisterung und Faszination in tief beglückender Weise unseren Alltag bereichern, dort, wo Engstirnigkeit und dumpfe Ordnung regieren. Sie lösen eine Leidenschaft in uns aus, die uns die Kraft gibt, das zu sein und zu werden, was wir tief in uns spüren, statt einer Kümmerversion (*Gerald Hüther*) dessen, was eigentlich aus uns hätte werden können. Es sieht danach aus, dass diese Ebenen ständig expandieren und uns einladen, sie zu erkunden und nach unseren Vorstellungen zu formen, damit wir echte Freiheit finden können jenseits von Macht und Geld, weit weg von Dumpfheit und dem immer Gleichen.

Leben ist mehr, als wir ahnen

Tief in uns tragen wir fantastische, uns völlig unbekannte Fähigkeiten, die uns immense Kraft geben, all das zu erreichen, wonach wir uns wirklich sehnen. Fähigkeiten und Möglichkeiten, die uns uneingeschränkt ermächtigen, unser Schicksal selbst in die Hand zu nehmen, die uns gänzlich neue Dimensionen an Freiheit, Stärke, Liebe, Glück, Souveränität, Wahrnehmung und Faszination eröffnen und die uns untrüglicher Kompass sind, der anzeigt, wo wir sind und wohin wir gehen.

Jeder von uns kann diese Fähigkeiten zu jeder Zeit aktivieren, wenn wir bereit sind, Zeit und Intensität zu investieren. Die Wissenschaft über den Körper sagt uns, dass wir 10.000 Gerüche und 100.000 verschiedene Farben wahrnehmen können. Wie viel unseres Bewusstseins verwenden wir dafür? Und welche Potenziale und Möglichkeiten schlummern in den bisher noch unentdeckten 88 Prozent (oder doch 99 Prozent) unseres Systems? Ein System, das mit Zahlen aufwarten kann, die vom Geist gar nicht wirklich fassbar sind, aber dennoch einen Eindruck vermitteln von der Kraft, die in uns schlummert. Ein Herz, das 8.000 Liter Blut pro Tag durch 2.500 km Blutbahnen transportiert, 2 Millionen rote Blutkörperchen, die pro Sekunde neu gebildet werden, Nervenbahnen, die, wenn man sie alle aneinanderreiht, auf eine Länge von 780.000 km (das ist die Entfernung von der Erde zum Mond und zurück) kommen. Könnten wir alle DNA-Stränge eines Menschen aneinanderknüpfen, so kämen wir auf eine Länge des 1.000-fachen der Entfernung von der Erde zur Sonne (das sind etwa 150 Milliarden Kilometer).

Verantwortung, Zeit und Intensität

Wenn wir uns Zeit nehmen, täglich in Resonanz zu gehen mit dem Wissen der Veden und des Vedanta, wenn wir hier täglich Felder aufbauen, indem wir Bewusstsein und Interesse hineinlenken, uns damit beschäftigen und in uns hineinhorchen, dann spüren wir, dass tief in uns dieses echte und authentische Wissen bereits existiert. Es zeigt:

- das Wissen darüber, wer ich wirklich bin
- wie diese Welt tatsächlich funktioniert
- was der Sinn unseres Lebens ist
- und noch unendlich viel mehr

Und dann spüre ich, dass mir die Verbindung mit diesem Wissen Macht gibt, mein Leben nach meinen persönlichen Vorstellungen zu gestalten, und mich dabei grundlegend von allen einengenden, unangenehmen Situationen befreit. Ich spüre, dass ich mich in jedem Augenblick entscheiden kann, direkten, persönlichen Zugriff auf dieses Verstehen zu haben, wann immer ich mich dazu entscheide, es wahrzunehmen und zu verwirklichen.

Es ist eine Entscheidung für eine Reise in fremde Welten, ein Abenteuer mit unbekanntem Ausgang und fabelhaften neuen Erlebnissen auf ungewohnten Ebenen. Hier können wir neue Räume erschließen und all das erleben, was wir schon immer wollten und noch viel mehr, wenn wir bereit und stark genug sind, das Leben in die eigene Hand zu nehmen. Die Währung der neuen Ebenen ist Faszination, ist echtes, gelebtes Abenteuer, Souveränität, Charakterstärke, wachsendes Verstehen, expandierende Liebe und Inspiration.

Medizin kann mehr als nur Chemie

Als die Medizin noch nicht arzneimittelorientiert war, bestand die Aufgabe des Arztes darin, alle Mittel und Wege zu suchen, um dem Patienten zu ermöglichen, bei Krankheit seine verlorengegangene Mitte wiederzufinden. So schwingt das Wort *Mitte* in der Medizin ebenso wie im Begriff der *Meditation* oder dem lateinischen *Remedium* mit. Es verlangt einen Arzt, der ganzheitlich auf Gesundheit ausgerichtet ist, der den Menschen ganz individuell in seinem Gewebe aus psychosozialem Umfeld, seinen persönlichen aktuellen Herausforderungen und seinem Lebenskonzept sowie seinem inneren emotionalen Gleichgewicht betrachtet.

Den Menschen nur als die Summe seiner Organe zu definieren ist falsch. Ein menschliches Wesen hat Gefühle und Visionen. So sehe ich als ganzheitlich denkender Arzt meine Aufgabe darin, als Begleiter und Motivator Halt und Unterstützung zu geben, wenn es darum geht, in den Flow zu kommen und darin vielleicht einen ganz neuen, viel leichteren und erfüllenderen Lebensstil einzuüben, mit Emotionen umgehen zu lernen, Visionen mutiger anzupacken oder günstigere Umstände zur Heilung zu schaffen. So werden Rahmenbedingungen erarbeitet, die Heilung ermöglichen, die von Atem- und Entspannungsübungen über Ernährungsumstellung und Bewegungstraining bis hin zu grundlegenden Änderungen des Verhaltens und der geistigen Ausrichtung im Hinblick auf Dankbarkeit und Wertschätzung des eigenen Systems und einem Lebensstil reichen, der diesen Bedingungen Rechnung trägt.

Begleitend erfolgt die Anwendung von unterstützenden Heilkräuterrezepturen, die der Arzt im Idealfall ganz individuell selbst zusammenstellt.

Heilende Kräfte, die wirken

Schaue ich rückblickend auf sogenannte Spontanheilung, z. B. bei Krebserkrankungen oder anderen chronischen und lebensbedrohenden Krankheiten, so fällt mir auf, dass all diese Patienten Folgendes gemeinsam hatten:

1. Sie wussten, dass sie sich nur allein retten können, d. h., sie waren sich ihrer eigenen Verantwortlichkeit bewusst und richteten ihre Aufmerksamkeit verstärkt darauf, sich selbst besser zu verstehen und anzunehmen.
2. Sie wussten um die Magie ihrer geistigen Ausrichtung und um die Potenz der unsichtbaren Kräfte, die aus ihnen heraus wirken, und begannen, ihre Aufmerksamkeit darauf auszurichten und ihnen Vertrauen zu schenken.
3. Sie konnten diese Kräfte nicht nur tief wertschätzen, sondern auch nachhaltig (auch rituell) verehren und lenken und ließen dies in ihrem Alltag in ihren Handlungen sichtbar und spürbar erkennen.

4. Sie konnten Kräfte, Signale und Botschaften des Körpers wahrnehmen und interpretieren und ihre Handlungen danach ausrichten.
5. Sie konnten ihr System auf Gesundheit und damit verbundene, bekannte Gefühle ausrichten, Freiheit und Leichtigkeit vorfühlen und damit einen *Synapsenappetit* als *Geschmack auf der Zunge* erzeugen, der vermutlich den Weg in die Heilung entscheidend ermöglichte.
6. Sie schafften durch eine bewusste Lebensführung auf verschiedenen Ebenen Rahmenbedingungen, die sie gesund werden ließen.
7. Sie vertrauten den Schätzen der Medizinrezepturen aus der Natur und nahmen diese nachhaltig und extrem hoch dosiert zu sich.

Ethno Picking

Es ist mir eine Herzensangelegenheit, all das von mir aus verschiedenen Kulturen über 30 Jahre zusammengetragene und auf den Prüfstand gestellte Erfahrungswissen in den beiden Ethno Health Büchern sowie in den Seminaren der EthnoMed-Akademie weiter zu vermitteln. Im Mittelpunkt steht all das, was sich über Jahre bei mir und meinen Patienten bewährt hat. Die Heilpflanzenrezepturen, denen dieses Kompaktwerk in erster Linie gewidmet ist, sind in der Lage:

- uns vorbeugend gesund zu erhalten, wenn wir die Rahmenbedinungen, unter denen wir leben, optimal gestalten
- uns ganz allgemein zu stärken und uns zu einem besseren Lebensgefühl zu verhelfen
- unsere Lebensqualität zu erhöhen und in einzelnen Fällen unsere Lebenszeit zu verlängern (z. B. Astragalus, Ashwanghanda)
- Selbstheilungsprozesse bei akuten und chronischen Krankheiten anzuschieben
- chemische Medizin mit Nebenwirkungen (auch Dumpfheit und Motivationslosigkeit) reduzieren zu können
- uns im Vertrauen in die Vielzahl wirksamer unsichtbarer Kräfte in uns zu unterstützen
- uns mit natürlichen naturgegebenen Kräften in uns und um uns herum zu verbinden
- das wirklich Wichtige nachhaltiger und entspannter anzugehen
- uns Kraft zu geben, um Inspirationen und Visionen nachhaltig umzusetzen
- unsere Mitte zu stärken, damit wir uns und unsere wahren Bedürfnisse wacher und klarer erkennen
- unser Schwingungsniveau zu erhöhen

ALTES HEILWISSEN NEU ENTDECKT

Starke Naturmedizin gibt es in allen Teilen unserer Erde

Auf der Suche nach den Quellen der Gesundheit haben mich meine Reisen in die hintersten Winkel der Erde geführt. Ich war in Japan, auf Madagaskar, in Oman, habe im arabischen Teil der Welt die traditionelle Medizin aus 1.001 Nacht kennengelernt, war im Sultanat Brunei auf Borneo, in Vietnam, Kambodscha und bin durch Amazonien gereist. Ich habe den Süden Australiens und den Norden Neuseelands kennengelernt, Menschen in Frankreich und Portugal gesprochen, bin nach Hawaii, Brasilien bis nach Feuerland und Patagonien gereist, war in Nepal, Indien und in Tibet.

Überall habe ich Kollegen getroffen, Menschen, die sich für das Wohl ihrer sozialen Gemeinschaft einsetzen, Groß- wie Kleinmeister, manche eher Verführer, andere echte Koryphäen ihres Faches. Manche hatten eine so enorme Ausstrahlung, dass sie mich tief und nachhaltig berührten. Sie wussten genau, wovon sie sprachen, wenn es um ihre jahrtausendealte Heilkunst ging. Sie alle teilten wohlwollend und aufgeschlossen ihr Wissen mit mir. Ihnen allen danke ich von Herzen, sie haben mich auf meinem Weg zu meinem Ziel begleitet. In diesem Buch habe ich die wertvollsten Tipps, die besten Rezepturen, die bewährtesten Heilpflanzenrezepturen zusammengetragen. Natürlich nur das, was sich im Laufe der Jahrzehnte in meiner Praxis wirklich bewährte.

Die Rezepturen kommen aus den unterschiedlichsten Regionen unseres Planeten: aus den Tiefen des Outbacks Australiens ebenso wie aus dem hintersten Ural, den Hochtälern Tibets und Nepals, den Wüsten Arabiens und Westafrikas, der Pampa Südamerikas oder den tropischen Urwäldern Südostasiens. Um die mir von Medizinmännern, Schamanen, Großmeistern oder Heilern genannten Heilpflanzen zu überprüfen, wurden die Inhaltsstoffe der wichtigsten Heilpflanzen in speziellen amerikanischen Universitätsdatenbanken von mir und meinem Team überprüft. Die vorhandenen Studien mussten einer wissenschaftlichen Überprüfung standhalten. Wir brauchten dazu die Angaben, welche Menge einer Heilpflanze in Extraktform benötigt wird, um eine bestimmte Wirkung zu erzielen.

Dabei waren wir immer wieder überwältigt vom Instinkt, den die Schamanen und Medizinmänner bei der Auswahl und Dosierung ihrer Heilpflanzen bewiesen. So wussten sie instinktiv und durch jahrelange Beschäftigung mit den Heilpflanzen, was hilft und in welcher Menge sie wirken.

Wir haben es hier mit einer hochpotenten Naturmedizin

zu tun, die in der Regel sehr gut verträglich ist, bei der keine Nebenwirkungen auftreten, die reich an natürlichen, oft sehr potenten Wirkstoffen ist und mit der atemberaubende Therapieerfolge erreicht werden.

Hochdosierte Naturmedizinrezepturen aus aller Welt halten einer wissenschaftlichen Überprüfung stand – die Heilwirkungen sind verblüffend, dazu gut verträglich, ohne Nebenwirkungen und sehr wirksam.

Ich habe in jedem Land und durch jeden wertvollen Kontakt mit Menschen einmalige und inspirierende Erkenntnisse gewonnen. Sie zu teilen und damit Menschen zu mehr Wohlbefinden und Gesundheit zu verhelfen, sehe ich als meine Aufgabe, die nicht zuletzt auch mein eigenes Leben bereichert. Gehen Sie mit mir auf eine Reise in die großartige Welt des Wohlbefindens. Werfen Sie einen Blick in die Schatzkiste des Lebens, die so vieles bereithält, was unser Leben glücklicher und erfüllter macht, wenn wir uns dafür öffnen. Wir sollten jeden Tag mit frischer Lebenskraft und einem freien Geist zu einem erfüllten Herzen finden.

Ayurveda: die indische Lehre vom gesunden Leben im Einklang mit der Natur

Wörtlich übersetzt bedeutet Ayurveda Lebensweisheit. Der Begriff stammt aus dem Sanskrit und setzt sich aus den Wörtern Ayus (= Leben) und Veda (= Wissen) zusammen. Ayurveda ist eine Kombination aus Erfahrungswerten und Philosophie, die sich auf die für Gesundheit und Krankheit wichtigen physischen, mentalen, emotionalen und spirituellen Aspekte konzentriert. Dadurch hat Ayurveda einen ganzheitlichen Anspruch. Wenn wir mit den Gesetzen der Natur in Einklang leben, können wir unser Potenzial, gesund zu bleiben und zu werden, voll ausschöpfen. Wir benötigen dazu gar nicht viel. Es reichen Licht, Wärme, Frische, Klima, Wasser, Nahrung, Kräuter und natürlich gute Heilpflanzen. Von diesen Zutaten jeweils etwas, und das in richtiger Dosierung, sorgt für inneres Gleichgewicht, Gesundheit und Stärke.

Respektiere dich selbst,
respektiere andere
und übernimm Verantwortung für das,
was du tust.
Dalai Lama

Manchmal braucht es auch etwas Arznei mit chemischen Wirkstoffen. Gerade in Notfällen ist die moderne Medizin oft ein Segen. Manchmal erfordern chronische leidvolle Krankheiten chemische Arzneien, um Leben zu erleichtern, aber sie sollten immer das letzte Mittel sein, wenn Änderungen des Lebensstils keinen Erfolg bringen.

Bauen wir stattdessen lieber auf die uns angeborene Intelligenz unseres Körpers, unsere ureigene Fähigkeit, uns spüren zu können und die Bedürfnisse unseres Körpers wieder wahrzunehmen. Das hilft uns, unseren eigenen Stil und Rhythmus zu finden, der uns hilft, stark und gesund zu leben.

Achtsamkeit und Wahrnehmung als Grundlage für ein Leben im Füllebewusstsein

Bewusstsein und Wahrnehmung fördern, vertiefen und beglücken wie kaum etwas anderes unser Leben. Wir wachsen und reifen in dem Maße, wie es uns gelingt, unsere Wahrnehmung für den Augenblick, den Moment, wo Leben stattfindet, zu verfeinern. Alle Spiritualität misst sich letztlich daran, wie fein der Grad der Wahrnehmung und unsere Reaktion darauf ist. Je leerer der Verstand ist, je unbeschriebener bzw. reiner unser Blatt Papier ist, desto weniger werten wir. Sind wir mit uns im Einklang, können wir mit unserem ganzen Wesen zuhören und gehen in Schwingung mit dem anderen. Andere Menschen empathisch aufnehmen heißt zu hören, was andere beobachten, fühlen, brauchen und indirekt erbitten. Wir gehen respektvoll mit den Erfahrungen und „Wahrheiten“ des anderen um, ohne in vorgefassten Meinungen oder Urteilen gefangen zu sein. Von mindestens gleicher Wichtigkeit ist jedoch die Empathie mit uns selbst. Durch tiefes Durchatmen verbinden wir uns mit uns und mit dem Augenblick. Wir können wahrnehmen, was wir haben und was uns fehlt. Wir können innehalten und atmen, unsere Bedürfnisse bewusster wahrnehmen und dem Ausdruck verleihen, was uns in diesem Moment wichtig ist.

Bedürfnisse sind tief im Zellbewusstsein verankerte Kräfte, die wir als Motor unseres Lebens bezeichnen können. Sie sind der Grund, warum wir auf die Welt kommen, ebenso sind sie die treibende Kraft, die uns morgens wach werden und aus dem Bett steigen lässt. Es ist der Hunger nach Leben und Erfahrung, der sich uns täglich in seinen verschiedenen Facetten zeigt. Auf neurophysiologischer Ebene ist es ein „Synapsenhunger“, der gesättigt werden will.

So liegen jeder unserer Handlungen Bedürfnisse zu Grunde, die nach Erfüllung suchen. Auf der körperlichen Ebene ist es zunächst das Bedürfnis nach Sauerstoff, das uns atmen lässt. Hunger und Durst treiben uns an, Strategien zu entwickeln, sodass wir Essen beschaffen und es zu uns nehmen. Bleibt das Bedürfnis nach Nahrung unbefriedigt, kommt es zu einer Stauung des Energieflusses. Hungergefühl und schließlich Bauchschmerz machen darauf aufmerksam, das ein wichtiges Bedürfnis nach Befriedigung sucht.

Auch alle anderen unbefriedigten Bedürfnisse bringen

unangenehme Gefühle hervor. Unangenehme Gefühle sind Wegweiser zu unseren Bedürfnissen. Sie zeigen, dass ein Bedürfnis in der Prioritätenliste ganz nach oben gerückt ist und nach Beachtung ruft. Die jeweils hungrigsten Bedürfnisse setzen sich durch und motivieren uns, eine Strategie anzuwenden, um sie zu sättigen. Während Bedürfnisse Teil des Menschseins sind, sind die Strategien, die wir anwenden, um sie zu befriedigen, unterschiedlich. Sie können uneffektiv sein, Kraft kosten und auf verschiedenen Ebenen sehr kostspielig sein. Sie können aber auch so gestaltet sein, dass alle Beteiligten mehr Spaß dabei haben.

Werden Bedürfnisse nicht beachtet oder gar unterdrückt, kommt es zu Blockaden im Energiefluss. Diese sind über Symptome spürbar und über verschiedene feinstoffliche Diagnosemethoden, wie z. B. die chinesische und tibetische Pulsdiagnose, messbar. Sie zeigen das Frühstadium von Krankheiten an. Gelingt es nicht, sie vorbeugend zu lösen, läuft das Fass irgendwann über. Die Stauung entlädt sich, nach außen spürbar als Krankheit. Leben wird eingeschränkt. Wir brauchen Erfüllung unserer Bedürfnisse, um glücklich zu sein. Allerdings haben Bedürfnisse unterschiedliche Toleranzspielräume. Manche brauchen eine relativ kurzfristige Befriedigung, andere können jahrelang warten. Um Erfüllung zu finden, wollen unsere Bedürfnisse wenigstens einmal im Leben befriedigt sein.

Kümmere dich rechtzeitig um deine Herzensangelegenheiten, damit es später nicht der Herzchirurg für dich tun muss. Unbefriedigte Bedürfnisse wollen, wenn sie schon nicht erfüllt werden, doch zumindest gesehen und beachtet werden. Sie schreien oft förmlich nach Beachtung. Nicht umsonst werden Stimmen lauter oder wird durch auffälliges Verhalten nach Aufmerksamkeit gesucht. Eine schier unstillbare, in den Zellen verankerte Sehnsucht nach Wahrnehmung und Austausch treibt die meisten von uns zu den verrücktesten Strategien. Hauptsache, gesehen werden.

Die Würdigung und Kommunikation von Bedürfnissen schafft im Idealfall Raum für Verständigung und gegenseitiges Verstehen. Oft reicht dies schon aus, um ein gestörtes Gleichgewicht wieder herzustellen. Sie bringen uns in ein Handeln, indem wir vielleicht eine „Bitte" aussprechen und einen anderen Menschen einladen, mit uns gemeinsam eine Lösung zu finden. Fast alle anderen Wege münden über kurz oder lang in emotionale Blockaden, die sich über Symptome und langfristig über Krankheiten entladen.

Menschliche Urbedürfnisse als Motor des Lebens

Als Menschen haben wir alle die gleichen Bedürfnisse. Egal ob als Talibankämpfer oder besorgte Mutter in Unterbayern. Die Frage ist nur, welche Bedürfnisse ganz oben stehen und mit welchen Strategien wir versuchen, sie zu befriedigen.

Diese Strategien können Leben bereichern und vereinfachen oder aber sie können Leben einschränken und erschweren.

Die wichtigsten Urbedürfnisse sind:

1. Körperliche Versorgung
Luft zum Atmen, Wasser zum Trinken und Nahrung für die Erhaltung der lebensnotwendigen Lebensfunktionen sind die Basis unseres Daseins. Gibt es davon nicht ausreichend, ist das Dasein beendet. Auch körperliche Unversehrtheit, Wechsel zwischen Anspannung und Entspannung sind elementar.
Luft, Wasser, Nahrung, Gesundheit, Bewegung, Unterkunft, Entspannung, Schlaf

2. Verbindung / Anerkennung
Zwischenmenschliche Interaktion, Begegnungen, Hautkontakt sorgen dafür, dass wir lernen, zu vertrauen und uns einzulassen. Kommunikation ist eine weitere Form des Austauschs.
Vertrauen, Geborgenheit, Harmonie, Respekt, Gemeinschaft, Liebe

3. Selbstbestimmung
Freiheit, Unabhängigkeit, Autonomie sind in aufgeklärten Staaten Teil der Verfassung. Das Bedürfnis danach ist groß.
Freiheit, Unabhängigkeit, Menschenwürde, Autonomie, Souveränität

4. Integrität und Wahrhaftigkeit

Eigene Interessen klar und standhaft vertreten, einstehen für die eigene Maxime, überzeugtes Umsetzen und Handeln sorgen für ein Gefühl von Wahrhaftigkeit und Klarheit.

Authentizität, Entfaltung, Selbstvertrauen, Wachstum, Kreativität

5. Lachen / Spielen / Feiern

Wenn wir Spaß haben und uns freuen, fühlen wir uns wirklich lebendig und leicht. Diese Gefühle bleiben uns besonders lange im Gedächtnis, sie erfüllen uns und nähren uns, auch in dunklen Zeiten.

Gemeinschaft, Erfolge, Glücksmomente, Träume, Auszeit

6. Beitrag leisten

Durch Empathie einen Beitrag leisten, das Leben anderer durch Mitgefühl zu bereichern oder zu erleichtern, das Gefühl, gebraucht und nützlich zu sein, verleiht unserem Handeln und Dasein Sinn.

Soziale Verantwortung, Unterstützung, Interesse, Hilfestellung geben, Nachhaltigkeit

7. Spiritualität

In jedem von uns schlummert eine Kraft, die uns antreibt, uns weiter zu entwickeln. Neugier, Wissbegierde, ein Gespür für Neues und der Drang nach Wachstum und Verän-

derung sind unsere ureigenen treibenden Kräfte auf der Suche nach Entwicklung.
Bewusstseinsentwicklung, Sinnhaftigkeit, Spüren, Inspiration

Gute Gefühle als Ausdruck erfüllter Urbedürfnisse

Gefühle verbinden uns mit unseren Bedürfnissen. Sie helfen uns, unser Leben zu erhalten, unser Wohlbefinden zu fördern und letztlich glücklich zu werden. Je mehr wir mit unseren Gefühlen verbunden sind, umso lebendiger sind wir. Wann immer ein Gefühl wahrgenommen und gewürdigt wird, stellt sich Erleichterung ein. Angenehme Gefühle wie Freude, Zufriedenheit oder Gelassenheit deuten darauf hin, dass Bedürfnisse befriedigt sind und unsere Energien ungehindert fließen können.

Befriedigte Bedürfnisse äußern sich in angenehmen Gefühlen. Wir freuen uns, danken, feiern, sind entspannt, gelassen und kooperativ. Dies dient dem Leben und fördert es und ist die beste Prävention. Energiequellen sprudeln, Heilkräfte fließen.

Hier eine Liste von Gefühlen, die wir Menschen haben, wenn Bedürfnisse erfüllt sind:

- **glücklich:** frei, froh, mutig, freudvoll, zuversichtlich, erleichtert, berührt, stolz, optimistisch, wundervoll, fröhlich

- **dankbar:** berührt, bewegt, erfüllt, erfreut, ergriffen, gerührt, befreit, entlastet, erlöst, ermutigt
- **friedvoll:** ausgeglichen, ruhig, zufrieden, weit, entspannt, sicher, klar, erleichtert, angenehm, behaglich, hoffnungsvoll
- **liebevoll:** warm, zärtlich, genährt, vertrauensvoll, bewegt, freundlich, geborgen
- **spielerisch:** belebt, beschwingt, energiegeladen, erfrischt, stimuliert, wach, lebendig, abenteuerlustig, neugierig, kraftvoll, locker, lustig, unbeschwert, vergnügt, verzaubert, heiter
- **ruhig:** angenehm, behaglich, beruhigt, leicht, erfrischt, stark, gelassen, gesammelt, still, gelassen, stabil, sanft, sorglos
- **begeistert:** verblüfft, amüsiert, inspiriert, überschwänglich, atemlos, fasziniert, interessiert, angeregt, aufgedreht, berauscht, ekstatisch, energiegeladen, enthusiastisch, entzückt, erstaunt, gebannt, gefesselt, überrascht, beflügelt, ausgelassen, motiviert

Schlechte Gefühle eskalieren zu Krankheiten

Unangenehme Gefühle wie Zweifel, Verwirrung, Neid oder Angst äußern sich schnell in Befindungsstörungen, Symptomen oder gar Schmerzen. Sie zeigen an, dass unser Leben eingeschränkt ist, und deuten darauf hin, dass Bedürfnisse nicht befriedigt sind. Es kommt zu Blockaden im Energiefluss, die sich immer deutlicher bemerkbar machen. Sie können bis zu handfesten Krankheiten eskalieren. Ungute Gefühle zeigen uns, dass lebenswichtige Bedürfnisse nicht erfüllt sind. Hier eine Liste von unguten Gefühlen. Sie zeigen, dass Bedürfnisse nicht erfüllt sind und wir nicht zu lange warten sollten, um Lösungen ernsthafter als je zuvor zu finden.

- **traurig:** alleine, schwer, hilflos, überwältigt, mutlos, bestürzt, bekümmert, erschüttert, unglücklich, verstört, verzweifelt, betrübt, besorgt, depressiv, enttäuscht, bedrückt, deprimiert, verbittert, niedergeschlagen

- **verängstigt:** ängstlich, panisch, erschrocken, nervös, einsam, skeptisch, alarmiert, misstrauisch, verzagt, angespannt, beklommen, schockiert, erstarrt, ohnmächtig

- **verwirrt:** frustriert, zögerlich, aufgewühlt, beunruhigt, zerrissen, verlegen, betreten, unbehaglich, unruhig, besorgt, verblüfft, verstört, widerwillig, unsicher, irritiert, perplex

- **müde:** erschöpft, gleichgültig, überwältigt, hilflos, schwer, schläfrig, apathisch, gelangweilt, faul, dumpf, verschlossen, ausgelaugt, einsam, elend, erschlagen, erstarrt, leblos, lustlos, kraftlos

- **zornig:** aufgebracht, aufgeregt, erregt, rasend, wütend, feindselig, pessimistisch, empört, angeekelt, genervt, verstimmt, unzufrieden, entrüstet, ärgerlich, schockiert

- **unbehaglich:** schmerzerfüllt, verletzt, unwohl, beschämt, verlegen, ungeduldig, rastlos, nervös, verspannt, aufgeregt, unzufrieden, unruhig

Altes Wissen neu entdeckt

Vom „Human DOING zum Human BEING"

Am Anfang steht die Entscheidung: Mit welchem Lebensgefühl möchte ich morgens aufwachen? Kann ich mir klar werden, was ich will, und vor allem brauche und kann ich mir vorstellen, dass es möglich ist, dass ich es finde? Ist es mir so wichtig, dass ich die Entscheidung treffe, alles zu tun, damit ich dieses Ziel erreiche? Mit welchem Lebensgefühl möchte ich aufwachen? Kann ich es mir vorstellen und vor allem vorfühlen? Kann ich den Geschmack auf der Zunge vorfühlen, weil ich das Gefühl aus der Vergangenheit schon kenne? Das wäre gut, denn dann kann Appetit (Synapsenappetit) entstehen, der einen Sog ausübt ... Diesen Ansatz nennt man probiotisch (wo will ich hin?) – im Gegensatz zu dem antibiotischen Ansatz (das will ich bekämpfen).

Vegetatives Nervensystem

Wie Studien zeigen, ist die Entstehung von Krankheiten eng verknüpft mit einer Dysbalance im vegetativen Nervensystem (VNS). Die Zahl chronischer Erkrankungen, wie Bluthochdruck, Diabetes oder Durchblutungsstörungen steigt seit Jahrzehnten epidemisch an. Auch Schlafstörungen, chronische Schmerzzustände, Reizdarm, Burnout und Depressionen werden immer häufiger diagnostiziert. Die Ursache für diese pathologischen Zustände ist häufig in einer Dysbalance des vegetativen Nervensystems zu finden. Diese Dysbalance ist typischerweise gekennzeichnet durch ein hyperaktives, energieverbrauchendes sympathisches System und ein hypoaktives parasympathisches Nervensystem. Ein geschwächtes parasympathisches System lässt sich durch individuell zusammengestellte Rezepturen, z. B. aus der TCM (Bupleurum 9, Schisandra 13) oder dem Ayurveda (Ayurveda Balance), behandeln.

Die Mitte stärken

Über eine Stärkung der Mitte bzw. des Erdelements (Ethno Health Wurzel-Komplex, Ethno Health Astragalus 10) kann ein Patient seine innere Festigkeit und Souveränität stärken und damit resilienter und aus seiner inneren Kraft getragen den Herausforderungen des Alltags entgegentreten.

Diagnostik (HRV / Pulsdiagnose)

Mithilfe jahrtausendealter diagnostisch bewährter Verfahren wie der tibetischen und chinesischen Pulsdiagnose kann mit großer Genauigkeit der energetische Zustand eines Menschen beschrieben werden. Durch ergänzende Verfahren wie die Herzfrequenz-Variabilitätsanalytik (HRV) oder VNS-Analytik oder Messungen der Telomerlängen der DNA und andere moderne Verfahren der Labordiagnostik können weitere entscheidende Risikoeinschätzungen vorgenommen werden.

Ethnomedizin CBS

Ethnomedizin erforscht und beschreibt das medizinische, über Jahrtausende gereifte Heilwissen in den unterschiedlichen Kulturen und Ethnien unseres Planeten. Viele Krankheiten sind kulturgebunden und nicht ohne Weiteres auf unseren Kulturkreis übertragbar.

Ein *cultural bound syndrome* (cbs) kann z. B. eine Krankheit sein, die sich aufgrund der Vorstellung manifestiert hat, dass eine Handlung den Zorn der Ahnen oder der Götter hervorgerufen hat. Erfolgreich behandeln lassen sich Krankheiten dieser Art, wenn es dem Medizinmann glaubhaft gelingt, mit ausgesuchten Ritualen das Wohlwollen der Ahnen bzw. Götter wiederzugewinnen. Ethnobotanik und Ethnomedizin erforschen daneben die Wirkungsweise traditioneller Heilpflanzen und anderer Heilmittel und stellen sie mit modernen Verfahren auf den Prüfstand.

Unsichtbare Urkraft

In allen Kulturen gehen Menschen davon aus, dass es unsichtbare Kräfte gebe, die so groß und umfassend sind, dass unser Geist nicht imstande ist, sie zu beschreiben. Sie alle haben Techniken und Rituale entwickelt, um sich mit diesen Kräften (Qi, Nuespa, Prana, Mana usw.) zu verbinden.

Quellen der Kraft / Was sie sprudeln lässt

Lebensfördernde Gedanken (z. B. Dankbarkeit, Wertschätzung) und das Leben unterstützende, dem Ganzen dienende, erhaltende und es verehrende Haltungen und Handlungen lassen Kraftquellen sprudeln.

Altes Heilwissen / Erfahrungsmedizin

Erfahrungsmedizin beschränkt sich in ihrer Anwendung z. B. auf Heilpflanzen, die sich seit vielen Generationen immer wieder bei bestimmten Krankheiten bewährt haben. So wurde das Wissen um die Heilkraft einer Heilpflanze und die nötige Einnahmemenge, um eine Wirkung zu erhalten, von Generation zu Generation weitergegeben.

Schätze aus Ost und West

Aus dem Osten kommen neben Meditation, Yoga und Tai-Chi / Qigong kraftvolle, psychologisch wertvolle Impulse, die unser westliches Verständnis von Psychotherapie um entscheidende, zielführende Elemente erweitern. Die Beschreibung und Nutzung innewohnender Kräfte, die angewendet und gelenkt werden können, ist für viele Menschen ein neuer entscheidender Heilfaktor.

Alterung / Langlebigkeit / Anti-Aging

Sekundäre Pflanzenstoffe auf dem Prüfstand: Die gezielte wissenschaftliche Untersuchung der letztlich für den Heilerfolg verantwortlichen sogenannten sekundären Pflanzeninhaltstoffe hat in den letzten Jahrzehnten ungeahnte Fortschritte gemacht. Bioflovinoide, Polyphenole, Ginsengoide, Gugguloide oder die zuletzt entdeckten Astragaloide, die den Alterungsprozess verlangsamen können (Ethno Health Astragalus 10, Ethno Health Lungenkraft, Ethno Health Wurzel-Komplex), bieten heute in der richtigen Dosis neue sinnvolle Alternativen zu chemischen Arzneien.

Naturmedizinextrakte standardisiert, transparent und hochdosiert

Hochdosierte Heilpflanzenrezepturen werden mit modernen Extraktionsverfahren hergestellt. Dabei werden unnötige Pflanzenbestandteile ausgesondert, sodass nur das

Wertvollste in teilweise extrem hoher Dosis gewonnen wird (OPC-Kraft 1:120).

Natürliche Vielfalt

Das jeweils Beste aus allen Teilen der Welt wird erstmalig zusammengetragen und das Sinnvolle miteinander als Rezeptur gemischt. Die natürliche Vielfalt der einzelnen Heilpflanzen, die jeweils in ihrer Kultur eine herausragende Bedeutung haben, leistet einen wichtigen Beitrag zum Heilerfolg.

Anwendung / Dosis (wie viel auf einmal) / Dauer

Die anfängliche Therapiedauer beträgt drei Monate in einer Dosis zwischen zweimal eine Kapsel bis dreimal drei Kapseln bzw. einmal einen bis dreimal einen Teelöffel (TCM).

Nebenwirkungen

Über Nebenwirkungen weiß man bisher wenig. Daten werden noch gesammelt. Vorsicht ist bei Algen angebracht, wenn eine Schilddrüsenüberfunktion vorliegt, und bei Ethno Health Wurzel-Komplex, wenn ein manifester Bluthochdruck bekannt ist.

Schwingungsniveau erhöhen: die fünf Elemente

Da neben Yin und Yang das Leben aus einem Wechselspiel der fünf Elemente besteht und hier alles Sinn und Entsprechung erfährt, ist die *Ethno Health Schatzkiste* nach dem

System der chinesischen 5-Elemente-Lehre aufgebaut. Sie beschreibt umfassend und nachhaltig das Leben und greift dabei auf einen 5.000 Jahre alten Wissensschatz zurück.

Frische und Kraft im Element / den Elementen
Zuordnung / Prävention

Holz: Immunkraft, Leberkraft, Bupleurum 9, Gehirnkraft, Augenkraft
Feuer: OPC-Kraft, Enzymkraft, Herzkraft, Schisandra 13, Blutdruck-Komplex
Erde: Wurzel-Komplex, Astragalus 10, Blutzucker-Komplex
Metall: Pilzkraft, Lungenkraft, Darmkraft,
Wasser: Algenkraft, Inflam-Komplex, Gelenkkraft

Was ist hilfreich, damit Ethno Rezepturen optimal wirken können?

- Benennung der Symptome
- Entscheidung: Will ich wirklich gesund werden und bin ich bereit, etwas dafür zu tun?
- Innere Vorstellung davon, wie sich Gesundheit wieder anfühlen kann – Vertrauen, dass es auf diese Weise möglich ist, Selbstheilungsprozesse anzuregen
- Richtige Auswahl der individuell passenden Rezeptur
- Vertrauen in die Rezeptur und ihre Herkunft
- Ausreichende Dosierung (oftmals erfolgt eine dramatische Unterdosierung)

- Schaffung von Rahmenbedingungen, unter denen Heilung besser gelingen kann (z. B. Verzicht auf übermäßigen Konsum von Fleisch, Milch, Weißmehl und Zucker während der Einnahme, Entspannung, ausreichend Schlaf und Bewegung)

Rahmenbedingungen verbessern

Schlaf, Natur, frische Luft, Sport, Regeneration, Ernährung, regelmäßige Entgiftung. Stimmen diese, kann die Naturmedizin ihre volle Wirkung entfalten und nachhaltig heilen.

Werte und Wertschätzung als Kompass

Die Wertschätzung für meine Existenz bringe ich zum Ausdruck, wenn ich achtsam und wohlwollend mit meinem Körper umgehe, ihn verehre und gut auf ihn aufpasse bzw. die Rahmenbedingungen anpasse.

Das sollte in jede Hausapotheke

Immunkraft, Schisandra 13, Ayurveda Balance, Darmkraft, Forsythiae 10, Weidenkraft

Achtsamkeit und Vertrauen

Ein gesunder, wacher Menschenverstand, Weitsicht und Mut zu Transparenz und Wahrhaftigkeit, frei von Angstfeldern und Dogmatismen, sind bei der heutigen technischen Überdiagnostik und den Manipulationen der Pharmaindustrie und ihrem Heer der Blindgläubigen gefordert. Vertrauen in die Kraft der eigenen Intuition und bewusste Wahrnehmung der körperlichen Reaktionen sind wichtiger als jede Aussage eines Außenstehenden, mag der Kittel noch so weiß sein. Beipackzettel müssen immer gelesen werden.

Die Selbstheilung unterstützen mit

- Meta-Meditation
- 20 Minuten Meditation
- Gong der Achtsamkeit
- Fünf Yoga- / Tai-Chi-Übungen
- Fünf-Minuten-Feld aufbauen, Schriften lesen
- Flexivegan vollwertig
- 2 ½ Stunden Sport pro Woche

Voraussetzungen einer funktionierenden Selbstheilung

In einer berühmten Metapher hat *Antonovsky* (*Salutogenese*, S. 42ff.) Gesundheit und Leben mit einem Fluss verglichen. Mit dieser Metapher gelang es ihm, den Perspektivenwechsel der Salutogenese lebendig vor Augen zu führen:

Die Menschen schwimmen in einem Fluss voller Gefahren, Strudel, Biegungen und Stromschnellen. Der Arzt könne mit seiner pathogenetisch orientierten Medizin versuchen, den Ertrinkenden aus dem Strom zu reißen. In der Salutogenese geht es aber um mehr: Es gilt, den Menschen zu einem guten Schwimmer zu machen. Was also hilft ihm, künftig ohne ärztliche Hilfe Strudel und Stromschnellen zu meistern?

Definition von Gesundheit und Krankheit

Krankheit und Gesundheit gelten allgemein als entgegengesetzte Begriffe. Entweder ist der Mensch krank oder er ist gesund. Dieser Krankheitsbegriff orientiert sich daran, ob Menschen Schmerzen erleben, ob organische Funktionen beeinträchtigt und Behandlungen notwendig sind, d. h., ob subjektiv empfundene oder objektiv feststellbare körperliche, geistige oder seelische Veränderungen bzw. Störungen vorhanden sind. *Antonovsky* wollte diese allgemein akzeptierte Definition korrigieren. In jedem gesunden Menschen entdeckte er kranke, in jedem kranken Menschen auch gesunde Anteile. So ist zu verstehen, wenn sich chronisch kranke Menschen gesund fühlen, während sich gesunde Menschen in diesem Zustand als krank empfinden. Wurden bislang die beiden Zustände als einander ausschließend verstanden, so siedelte *Antonovsky* sie auf einem Kontinuum an, an dessen Extremen die Begriffe *krank* und *gesund* stehen. Irgendwo zwischen den Polen finden sich die meisten Menschen. Unser Organismus strebt danach, gesunde Anteile zu mehren und zumindest ein Gleichgewicht zwischen den gesunden und kranken Anteilen herzustellen. Eine salutogenetisch orientierte Therapie zielt nicht nur darauf ab, kranke Anteile wie Symptome zu lindern, sondern zusätzlich gesunde Anteile zu stärken und damit die Ressourcen der jeweiligen Person zu nutzen. Hier liegt der Unterschied zwischen dem pathogenetisch und dem salutogenetisch orientierten Ansatz. In der pathogenetisch orientierten Therapie geht es in erster Linie darum, ein auffälliges Symptom zu behandeln. In der auf Ressourcen ausgerichteten, salutogenetisch orientierten Behandlung gilt es, allgemein die gesunden Anteile des Patienten zu wecken, d. h., die persönlichen Ressourcen aufzufinden und zu fördern.

Im Laufe seiner Untersuchungen stellte *Antonovsky* fest, dass gesunde Menschen über eine bestimmte geistig-seelische Globalorientierung verfügen, die er als Kohärenzgefühl bezeichnete. Dieses Gefühl, über das gesunde Menschen in ausgesprochen großem Maße verfügen, steht im Zentrum der Salutogenese. Menschen mit viel Kohärenzgefühl kommen – grob gesprochen – im Leben gut zurecht. Sie sind, um bei Antonovskys Flussmetapher zu bleiben, „gute Schwimmer“. Sie fühlen sich ihren Problemen und Herausforderungen gewachsen, finden sich in ihrer Welt zurecht und sehen in ihrem Leben einen Sinn.

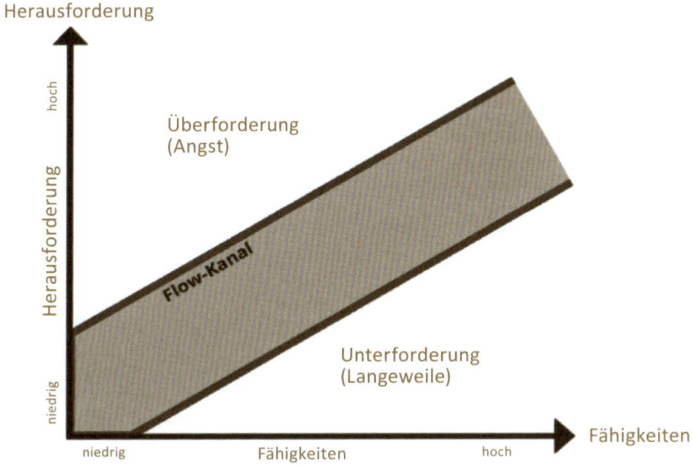

Was hält Menschen gesund?

Das Maß des Kohärenzgefühls setzt sich aus drei Komponenten zusammen:

1. Verstehbarkeit

Menschen mit ausgeprägtem Kohärenzgefühl erleben die Welt als strukturiert, vorhersehbar und erklärbar. Gleiches gilt für ihre inneren Erfahrungszustände. Ebenso haben gesunde Menschen mit ausgeprägtem Kohärenzgefühl das Gefühl, dass auch andere Menschen sie verstehen.

2. Handhabbarkeit

Menschen mit einem Gefühl der Handhabbarkeit haben die Überzeugung, generell geeignete Ressourcen zu besitzen, um Probleme und Herausforderungen zu bewältigen. Schwierigkeiten sind zu meistern, ganz gleich, ob der Betreffende sie selbst löst, ob er sich auf andere verlässt oder einer höheren Macht vertraut.

3. Bedeutsamkeit / Sinnhaftigkeit

Menschen mit hochgradigem Kohärenzgefühl halten ihr Leben, ihre Biographie und ihr Tun für sinnvoll. Die Aufgaben sind es wert, dass man Energie in ihre Lösung investiert, gleichgültig, wie die Sache ausgeht. Menschen mit viel Kohärenzgefühl bewerten ihr Leben als interessant, lebenswert und schön.

Generalisierte Widerstandsressourcen

Ein zweiter wichtiger Baustein seines Salutogenese-Modells fasst *Antonovsky* unter dem Begriff *generalisierte Widerstandsressourcen* zusammen. Generalisiert meint, dass sie in Situationen aller Art wirksam werden. Menschen mit einem hohen Anteil an diesen Ressourcen verfügen über ein Arsenal von Widerstandskräften, mit denen sie Problemen, Spannungen und Stresssituationen begegnen. Diese Kräfte sind wesentliche Protektivfaktoren der Gesundheit.

Obgleich diese Ressourcen nicht direkt auf die Gesundheit wirken, haben sie eine entscheidende Bedeutung für die Gesundheit. Stressoren und daraus resultierende Stressbelastungen können Krankheiten auslösen, wenn sie mit ohnehin bestehenden Krankheitserregern und körperlichen Schwächen zusammentreffen. Diese Ressourcen ermöglichen es, auch körperlich schädliche Spannungen zu bewältigen.

Mit generalisierten Widerstandsressourcen sind bei weitem nicht nur körpereigene Abwehrkräfte gemeint. Mit dem Begriff bezeichnet *Antonovsky* individuelle, kulturelle und soziale Fähigkeiten und Möglichkeiten, Probleme zu lösen und Schwierigkeiten zu meistern. So zählt er zu diesen Ressourcen finanzielle Sicherheit, Ich-Stärke, Intelligenz, praktische Bewältigungsstrategien, genetisch geprägte oder organische Faktoren. Diese Ressourcen werden insbesondere in Kindheit und Jugend entwickelt.

Selbstheilung fängt schon vor der Krankheit an

Die Schulmedizin vollbringt viel Gutes. Ich selbst habe in Deutschland Medizin studiert und alles an Wissen aufgesogen, was ich konnte. Und ich wurde Arzt mit Leib und Seele. Dennoch bin ich in Sorge um einige Bereiche der Schulmedizin, die gerade mehr und mehr aus dem Ruder laufen und uns langfristig mehr Schaden als Nutzen zufügen. Mit immer aufwendigeren Untersuchungstechniken und immer neuen pharmazeutischen Produkten wird uns eine Scheinsicherheit vermittelt, die es so gar nicht geben kann.

Bei rund 85 Prozent aller Arztbesuche, so fand man heraus, handelt es sich um eine energetische Störung, die durch bewusste Änderung einfachster Verhaltensweisen von selbst weggehen könnte. Aber was passiert? Beinahe jeder dieser Patienten kommt mit einem Rezept für ein pharmazeutisches Präparat aus der Praxis. Ein chemisches Mittel, das in aller Regel Nebenwirkungen hat, das aufwendig produziert, bezahlt und bei Nichteinnahme auch noch mit verheerenden ökologischen Konsequenzen entsorgt werden muss. In den USA ist Tod durch Nebenwirkungen von Medikamenten inzwischen die vierthäufigste Todesursache, noch vor Autounfällen.

Die meisten Erkrankungen lassen sich, wie schon ausgeführt, durch eine bewusste Lebensführung vermeiden (Seite 16f.). Oft reicht ein gutes Naturheilmittel, das die gesunden Prozesse anregt und stärkt, aus, um Beschwerden zu lindern. Dazu braucht es die Unterstützung, das Fachwissen und die Empathie eines Arztes, der in Anbetracht der Gegebenheiten die beste Entscheidung für den Patienten treffen kann.

DAS DAO DER WELTMEDIZIN: DER WEG UND DAS ZIEL SIND EINS

Die besten Kräfte unseres Planeten nutzen

Auf der Suche nach den Quellen von Heilung und Lebenskraft haben die Menschen auf unserem Planeten über Jahrtausende hinweg eine Schatzkiste mit komplexem Wissen gefüllt. Wir verfügen heute über nie dagewesene Möglichkeiten, auf dieses Wissen zuzugreifen, um so Gesundheit und Lebenskraft zu stärken und Heilungsprozesse auf natürlichem Weg anzuregen. Eine besondere Rolle spielen dabei hocheffektive Heilpflanzen-Mischungen, die aus den verschiedensten Regionen der Welt zu uns gelangen, aus den Tiefen des australischen Outbacks ebenso wie aus den Hochebenen des Himalaya oder den Regenwäldern Brasiliens. Ihrer natürlichen Kraft und Vielfalt ist es zu verdanken, dass uns heute wertvolle Alternativen zu pharmazeutischen Arzneien, die immer mehr in die Kritik geraten, zur Verfügung stehen.

Mit Ethno Health-Produkten die Gesundheit optimieren, die Lebenskraft stärken, die Selbstheilungsprozesse anregen

Für Ethno Health Produkte haben Spezialisten unter meiner Leitung das traditionelle Heilwissen der Völker durchforstet, die effektivsten Heilpflanzen unseres Planeten identifiziert und auf den Prüfstand gestellt. Dazu wurden wissenschaftliche Studien zu diesen Heilpflanzen in großen amerikanischen Universitätsdatenbanken (u. a. pubmed.org) geprüft, um auch die entscheidende Frage nach den für die Heilwirkung erforderlichen Einnahmemengen zu klären.

Es gibt mittlerweile 35 Ethno Health-Heilpflanzenrezepturen, darunter zehn aus der Traditionellen Chinesischen Medizin (TCM). Da die Einhaltung ökologischer und ethischer Grundsätze sehr wichtig ist, stehen Reinheit, Umweltverträglichkeit, Nachhaltigkeit und Ethik an oberster Stelle. Auf Produkte mit heiklem oder fragwürdigem Toxizitätsrisiko wurde konsequent verzichtet. Alle Produkte sind weitgehend vegan, laktose- und glutenfrei und kommen in höchster Qualitätsstufe ausschließlich von zertifizierten Händlern.

Bewährte TCM-Rezepturen

Bei den TCM-Rezepturen handelt es sich um Mischungen hocheffektiver Heilkräuter-Extrakte, die sich seit Jahrtausenden bewährt haben und bis heute in allen Winkeln der Erde von Generation zu Generation weitergegeben werden. Die Komposition und das richtige Zusammenspiel der einzelnen Heilkräuter sind entscheidend, wenn es darum geht, eine Krankheit wirklich an der Wurzel zu packen und zu heilen. So haben sich über Generationen hinweg bestimmte Rezepturen bei genau definierten Krankheitsbildern als hocheffektiv erwiesen. Zum Teil werden diese Rezepturen seit über 2.000 Jahren in unveränderter Zusammensetzung angewendet. Dabei wurden sie über Jahrhunderte immer wieder von berühmten chinesischen Ärzten und Wissenschaftlern auf den Prüfstand gestellt und manchmal hier und da etwas weiter verfeinert. Ihre Heilwirkung ist immer verblüffend. Die bewährtesten dieser Rezepturen wurden ausgewählt, und die dafür notwendigen Heilkräuter in höchster Qualitätsstufe von zertifizierten Lieferanten zusammengestellt.

Alle Ethno Rezepturen enthalten Vitamine, Covitamine, Enzyme, hochwertige Antioxidantien und eine große Vielfalt sekundärer Pflanzenstoffe. Die aus verschiedenen Teilen der Welt stammenden und seit Jahrtausenden bekannten Heilpflanzen beinhalten die verschiedenen Nährstoffe in ihrem komplexen natürlichen Verbund, sind höchst bioverfügbar und nach modernsten wissenschaftlichen Kriterien und traditionellen Original-Rezepturen zusammengestellt.

Naturmedizin braucht bewusste Lebensführung

Regeneration

So wie wir einatmen, müssen wir auch wieder ausatmen. So wie wir unseren Körper anspannen, müssen wir auch entspannen. So wie wir tags aktiv sind, benötigt der Körper die Nacht, um zu regenerieren. Auf das Gleichgewicht kommt es an. Wir können nicht das eine tun und das andere nicht beachten. Das zieht Konsequenzen nach sich. Einer Übertreibung oder Überaktivität kann der Zwang zur Ruhe durch Krankheit folgen. Immer deutlicher werden im Vorfeld die Botschaften unseres Körpers, die uns auffordern, der Fähigkeit zur Regeneration mehr Aufmerksamkeit zu schenken. Denn unsere Leistungsfähigkeit ist nur so groß wie unsere Regenerationsfähigkeit!

Bewegung und Sport

Sport wirkt lebensverlängernd, weil er durch Senkung des Blutdrucks, Muskelaufbau und eine günstige Stoffwechselregulierung das Risiko für Herz-Kreislauf-Erkrankungen, Diabetes und Krebs reduziert. Eine Verbesserung der Ausdauer stärkt das Immunsystem. Auch das mentale Wohlbefinden wird durch Bewegung eindeutig verbessert.

Wie viel ist nötig?

Eine Viertelstunde Sport pro Tag reicht laut Untersuchungen aus USA und Taiwan aus, um die Lebensdauer um mindestens drei Jahre zu verlängern! Dreißig Minuten Sport pro Tag können das Leben um bis zu acht Jahre verlängern und dabei das Herzinfarkt- und Schlaganfallrisiko um bis zu 40 Prozent senken.

Ob man Rad fährt, joggt, schwimmt, klettert, wandert, Tennis oder Fußball spielt, ist dabei egal. Wichtig ist, dass man sich bewegt, und zwar regelmäßig und am besten im Freien in frischer Luft.

Meditation und Yoga

Meditation kann das Bedürfnis nach Entspannung und Regeneration stillen. Durch Achtsamkeits- oder Konzentrationsübungen kann sich der Geist beruhigen und sammeln. In östlichen Kulturen gilt sie als eine grundlegende und zentrale bewusstseinserweiternde Übung.

> Verbringe jeden Tag einige Zeit mit dir selbst.
> DALAI LAMA

Durch regelmäßige Meditation wird man insgesamt entspannter. Auch in Situationen, die eigentlich stressig sind, wird man sich einfacher und schneller beruhigen. Durch Meditation verbessern sich Aufmerksamkeit und Konzentrationsfähigkeit, und das Denken wird klarer. Das kann sowohl im Privat- wie im Berufsleben sehr nützlich sein.

So einfach ist Meditation

Setzen Sie sich bequem auf einen Stuhl oder auf den Boden, ganz aufrecht und, wenn möglich, im Schneidersitz. Die Hände liegen dabei im Schoß oder auf den Knien, atmen Sie fünfmal tief ein und aus, und schließen Sie dann die Augen. Dann nehmen Sie sich zehn Minuten nur für sich, in denen Sie einzig Ihren Atem wahrnehmen. Mehr nicht. Betrachten Sie kurz die Gedanken, die kommen, vor Ihrem geistigen Auge, und schicken Sie sie weiter. Immer wieder kehren Sie zu sich und Ihrem Atem zurück. Das ist alles. Meditation ist nicht kompliziert. Im Gegenteil, sie ist sehr einfach. Die einzige Herausforderung ist, sich wirklich hinzusetzen und sich die Zeit für die Meditation zu nehmen!

Natürliche Ernährung nach den 5 Elementen

Nahrung ist ein Basispfeiler unseres Daseins. Sie ist lebensnotwenig, wir brauchen sie lebenslang, und deswegen kommt ihr eine große Bedeutung zu. Wenn der Körper aus dem Gleichgewicht geraten ist, wirkt eine Fastenkur oder eine Diät immer entlastend und reinigend für den Körper. Die einfachste Beschreibung einer Diät ist ein drei- bis vierwöchiger Umstieg auf eine vollwertige vegane Ernährungsweise: viel Gemüse, z. B. Salate, Pilze, Reis, Kartoffeln und

Obst bei vollständigem Verzicht auf alles Tierische und damit auch auf Milch, Joghurt, Käse und Eier. Auch auf Brot sollte man verzichten, damit der Körper völlig entlastet wird. Eine Heilkräutertherapie schlägt auf einen so vorbereiteten Organismus deutlich besser und schneller an.

Die zehn wichtigsten Pfeiler einer gesunden Ernährung:

1. Ernähren Sie sich passend zum Klima und den Jahreszeiten, d. h., essen Sie z. B. im Winter eher warme Speisen wie Eintöpfe aus heimischen Gemüsesorten. Im Sommer erfrischen uns kalte Speisen und frische Obstsorten.
2. Passen Sie die tägliche Ernährung Ihrem körperlichen Empfinden an. Wenn Sie schnell frieren oder eine schleppende Verdauung haben, dann ist es hilfreich, warme, lang gekochte Gerichte zu sich zu nehmen. Salat, Obst oder Milchprodukte verstärken Kälte und sorgen für Schleimbildung. Wer hingegen eher zu Hitzewallungen oder trockener Haut neigt, sollte mehr erfrischende Lebensmittel zu sich nehmen.
3. Die fünf Geschmacksrichtungen sauer, bitter, salzig, süß und scharf sollten in ausgewogenem Maß in der Nahrung vorkommen. Das Geheimnis einer gesunden Ernährung ist die Balance, alle Elemente gleichermaßen – möglichst in einem Gericht – zu vereinen.
4. Stärken Sie Ihre Mitte durch Speisen und Getränke aus dem Erd-Element. Diesem Element wird der süße

Geschmack zugeschrieben, da er derjenige ist, der am meisten nährt. Alles, was mild–süß schmeckt, wie Getreide, Karotten, Zucchini, Äpfel, Kürbis, Kartoffeln, aber auch Fleisch, nährt den Körper. Es sind die Grundnahrungsmittel, die benötigt werden, um alle Funktionen im Körper aufrechtzuerhalten. Sie geben uns Kraft, Ausdauer, Vitalität und Lebensfreude.

5. Kochen Sie selbst und frisch. Nicht von ungefähr nennt man in China einen guten Koch auch einen guten Arzt.
6. Nehmen Sie sich Zeit für ein reichhaltiges Frühstück. Ideal ist eine gekochte Getreidemahlzeit, aber auch eine warme Brühe, heißes Wasser oder ein Kräutertee sind ein guter Start in den Tag, wenn man am Morgen nicht so viel Appetit hat.
7. Nehmen Sie möglichst viel Qi-reiche Nahrung zu sich. Je frischer die Lebensmittel, desto energiereicher sind sie. Anreichern kann und sollte man Nahrung immer mit frischen oder luftgetrockneten Kräutern. Ein mit Liebe und Sorgfalt gekochtes Mahl ist gesünder, leckerer, bekömmlicher und energiereicher als industriell gefertigte Massenware.
8. Reduzieren Sie den Verzehr von tierischen Produkten und Gluten. Fleisch, Kuhmilchprodukte und Weizenmehl sind für unseren Organismus ermüdend und belastend. Ohne diese Bestandteile sind wir wacher, leistungsfähiger und langfristig gesünder.

9. Entgiften Sie einmal jährlich. Besonders geeignet ist dafür das Frühjahr. Man kann entweder fasten oder eine sanfte Entgiftungskur machen, bei der die Verdauung entlastet wird (Fünf-Elemente-Getreidekur für neun bis elf Tage).
10. Zelebrieren Sie Ihre Esskultur. Nehmen Sie sich Zeit für die Mahlzeiten, und konzentrieren Sie sich ganz auf das Essen. Essen Sie regelmäßig ähnlich große Mengen, und das zu etwa gleichen Zeiten. Kauen Sie gründlich, neben dem guten Effekt für die Weiterverarbeitung tritt dabei die natürliche Süße von Getreide und Gemüse besser hervor, und es wird so der Heißhunger auf Süßes vermindert.

Was zum glücklichen Ganzen fehlt

Zu einem erfüllten Leben voller Gesundheit und Wohlbefinden gehört neben Ernährung, Sport und Meditation die Natur. Draußen sein, die Kräfte der Natur erleben, die frische Luft einatmen, die Sonne auf der Haut spüren, den Wind in den Zweigen hören – das gibt Kraft, und so tanken Sie Energie! Nehmen Sie sich immer wieder Zeit, Gras unter den Füßen zu spüren, sich an einen Baum zu lehnen, in die Wellen zu blicken.

Es gibt nur zwei Tage im Jahr,
an denen man nichts tun kann.
Der eine ist Gestern, der andere Morgen.
Dies bedeutet, dass heute der richtige Tag
zum Lieben, Glauben und in erster Linie zum Leben ist.
DALAI LAMA

Bewegung in der Natur

Die Natur ist heilsam. Bewegung an der frischen Luft lüftet den Kopf und den Körper gleichermaßen. Man sorgt dadurch für klare Gedanken und gelockerte Glieder. Außerdem erhöht sich nachgewiesenermaßen die Konzentrationsfähigkeit. Die Natur macht glücklich. Tests mit Probanden haben ergeben, dass Menschen, die häufig draußen sind, weniger frustriert sind, aufmerksamer und effektiver arbeiten, einen niedrigeren Blutdruck haben und seltener krank werden. Die Natur reduziert Stressempfinden. Bewegung im Freien wirkt stimmungs- und stressregulativ. Dabei können Kopf und Gedanken gut *abschalten* und sich auf Wesentliches besinnen. Was dann passiert, ist erstaunlich: Plötzlich entsteht Raum für neue Ideen und für Kreativität. Bewegung an der frischen Luft hat immer positive Auswirkungen auf den Körper. Sie macht ausgeglichener und zufriedener, und das völlig unproblematisch: Es ist zu jeder Zeit möglich, ist kostenlos und hat keinerlei Nebenwirkungen! Wälder, Wiesen, Gärten, Felder, Bäche, Quellen, Flüsse, Ozeane warten nur darauf, entdeckt zu werden.

Elemente Luft und Wasser

Fordern Sie Ihren Körper einmal täglich in besonderer Weise heraus, und duschen Sie kalt. Das weckt die Lebensgeister. Sie können auch zweimal in der Woche in die Sauna gehen oder regelmäßig in einem See schwimmen. Auch Kneipp-Anwendungen erfrischen und beleben den Körper.

Atmung

Der Atem verbindet uns mit dem Leben. Bewusstes Atmen ist die Grundlage jeder Meditation und führt uns in die Achtsamkeit. Atmen Sie tief und bewusst, wann immer es geht. Wenn Sie etwas ärgert, dann atmen Sie dreimal tief durch. Sie werden überrascht sein, wie schnell das hilft.

Ruhiger Atem schenkt einen ruhigen Geist,
sanfter Atem schenkt Sanftmut,
friedlicher Atem schenkt Frieden,
tiefer Atem schenkt Energie,
langer Atem schenkt langes Leben.

Naturheilverfahren

Naturpräparate sind im Krankheitsfall stets erste Wahl. Der Körper sendet Signale, die Sie mit einem Ganzheitsmediziner selbst am besten deuten können. Je nach Symptom hat er das passende Naturheilmittel zur Hand. TCM und Ayurveda sowie Ethno Health Produkte bieten mit ihrer breiten

Palette an Wirkstoffen Heilung aus der Schatzkiste der Natur.

Selbstliebe und Dankbarkeit als Schlüssel zum langen Leben

Grundlage eines erfüllten Lebens und einer tiefen Freude ist die Liebe zu sich selbst. Wer sich selbst nicht liebt und für liebenswert hält, ist schwer in der Lage, andere zu lieben und von Herzen geliebt zu werden. „Wenn wir uns selbst nicht lieben, können wir andere Menschen auch nicht schätzen", so der *Dalai Lama*. Beginnen wir also bei uns selbst. Nur dort können wir sofort etwas verändern, nur dort ist ein Umdenken, ein Neubeginn möglich. Entscheiden Sie sich bewusst für ein besseres Leben, und zögern Sie nicht: Heute ist der erste Tag vom Rest unseres Lebens. Gönnen Sie sich jeden Tag ein klein wenig mehr von dem, was Ihnen guttut, physisch und psychisch.

Nutzen Sie die Schatzkiste des Lebens, sie ist voller Chancen, Wunder und Möglichkeiten für jeden von uns. Spüren Sie in sich hinein, und lassen Sie sich mitreißen von den Geschenken der Natur, nutzen Sie die Kraftquellen, die sich Ihnen auftun.

Unsere wahre Aufgabe ist es, glücklich zu sein.
DALAI LAMA

DAS VEGETATIVE NERVENSYSTEM

Das vegetative Nervensystem (VNS) ist neben dem zentralen Nervensystem (ZNS) die wichtigste neuronale Steuereinheit des Organismus. Die Hauptfunktion besteht darin, das innere Milieu des Körpers an externe und interne Belastungen (Reize) anzupassen und eine konstante Funktion des Organismus aufrechtzuhalten. Jedem Symptom und jeder Krankheit liegt fast immer eine Störung der vegetativen Nerven zugrunde.

Ein geschwächtes parasympathisches System lässt sich durch individuell zusammengestellte Infusionsmischungen (z. B. spezielle Aminosäuren) oder mit traditionellen hochdosierten Heilkräuterrezepturen behandeln, sodass ein lebensnotwendiges Gleichgewicht wieder hergestellt werden kann, das uns hilft, wieder in Verbindung zu uns zu treten. Dabei stehen uns begleitendes Coaching, psychosomatische Akupunktur und Moxatherapie, Entspannungsverfahren und vieles mehr zur Verfügung, um diesem Prozess Nachhaltigkeit zu verleihen. Die folgenden Rezepturen unterstützen die Regelmechanismen der Selbstreorganisation des Körpers auf den unterschiedlichen Ebenen.

Durch unterschiedlichste Belastungen kommen Körper und Zellen auf verschiedenen Ebenen in Mangelzustände und Dysfunktionen. Das vegetative Nervensystem steuert maßgeblich das tägliche Wohlbefinden und damit auch unsere gefühlte Frische und Lebenskraft. Es ist die wichtigste Steuerzentrale für die Regulation aller Vitalfunktionen. Diese müssen sich in Balance, sprich in einem ausgeglichenen Zustand (Mitte) befinden, damit alles frei fließen kann. Sympathikus und Parasympathikus stehen sich hier als ausgleichende Kräfte wie Ying und Yang gegenüber. Kommt es durch einen überschießenden Sympathikus (Stress, Nervensystem) mit permanter subtiler Adrenalinausschüttung zu einer chronischen Dysbalance, so nennen wir dies Stress. Dieser führt schließlich über zwölf genau definierte Burnout-Stadien in Depression und Krankheit.

Bekommt der dauergeschwächte Parasympathikus den alles doninierenden Sympathikus nicht mehr unter Kontrolle, so nennt man diese Selbstregulationsstörung in der Tibetischen Medin die *Windkrankheit*, in der Chinesischen Medizin das *überschießende Yangfeuer* oder im Ayurveda schlichtweg *Rayas*. In den alten Veden (Schriften vom Leben) bzw. im Vedanta heißt es dazu: Wer sich auf der Suche nach dem Glück im Außen verliert...

Wenn die Aufmerksamkeit „nach außen gerichtet ist", wird das Leben als Kampf wahrgenommen, und jeder muss mitspielen und funktionieren. Sitzt das „Ich-muss-funktionieren/tun-Programm" tief, so kommt der Sympathikus nicht zur Ruhe.

Wie Studien zeigen, ist die Entstehung von Krankheiten eng verknüpft mit einer Dysbalance im vegetativen Nervensystem (VNS). Diese Dysbalance ist typischerweise gekennzeichnet durch ein hyperaktives, energieverbrauchendes sympathisches System und ein hypoaktives parasympathisches Nervensystem. Die Zahl chronischer Erkrankungen, wie Bluthochdruck, Diabetes oder Durchblutungsstörungen steigt seit Jahrzehnten epidemisch an. Auch Schlafstörungen, chronische Schmerzzustände, Reizdarm, Burnout und Depressionen werden immer häufiger diagnostiziert. Die Ursache für diese pathologischen Zustände ist fast immer in einer Dysbalance des vegetativen Nervensystems zu finden.

Wenn man versteht, dass diese Faktoren ineinandergreifen, wird eine Lösung über innovative Diagnostik und Therapie heute in einer Weise möglich, wie sie vor Jahren noch nicht denkbar war.

Folgende Rezepturen unterstützen vorrangig die Regelmechanismen:

Ayurveda Balance, Wurzel-Komplex und Schisandra 13. Dazu verschiedene Infusionen mit speziellen Aminosäuren und Adaptogenen.

ETHNO HEALTH KOMPAKT: DIE WICHTIGSTEN KRANKHEITEN

Herz-, Kreislauf- und Gefäßerkrankungen

Psychosomatik: Das Herz ist das Zentrum der Gefühle und Emotionen. Wer seine Herzensangelegenheiten ernst nimmt, wer spürt, was ihm am Herzen liegt, wer auf sein Herz hört, betreibt die beste Vorbeugung.

Frage

- Kann ich die Stimme meines Herzens wahrnehmen und bringe ich ausreichend Mut und Authenzität auf, um ihr immer wieder zu folgen?

„Wenn du spürst,
dass in deinem Herzen etwas fehlt,
dann kannst du,
auch wenn du im größten Luxus lebst,
nicht glücklich sein."
DALAI LAMA

Herzmuskelschwäche, Herzinsuffizienz

Bei einer Herzschwäche ist das Herz nicht mehr in der Lage, die benötigte Menge Blut durch den Körper zu pumpen. Luftnot und Müdigkeit sind typische Symptome. Der Herzmuskel muss wieder gestärkt werden.

Unterstützende integrale Maßnahmen:

- *Entspannung-Präsenz-Atem:* An- und Entspannung im Wechsel, Stressmanagement durch autogenes Training und Entspannungsübungen. Atemtherapie, Bewegung entsprechend der körperlichen Leistungsfähigkeit an der frischen Luft
- *Balneo- und Hydrotherapie:* täglich Bürstungen, Wickel, Güsse (zwei- bis dreimal pro Woche), Sauna (einmal pro Woche), ansteigende Armbäder, ansteigende kalte Halbbäder, Kohlensäure- und Stanger-Bäder
- *Ernährung:* vollwertige kochsalzarme Grunddiät mit viel Obst und Gemüse, kalorienreduziert bei Übergewicht, mehrere kleine Mahlzeiten am Tag, kaliumreiche Entlastungskost, Flüssigkeitszufuhr auf maximal 1 ½ Liter pro Tag begrenzen
- *Mikronährstoffe:* Vitamin D3, Coenzym Q10, Magnesium, L- Carnitin
- *Bewegung und Sport:* leichtes Ausdauertraining (20 - 30 Minuten, mindesten drei- bis viermal pro Woche): Ergometer-, Fahrrad-, Geh- oder Lauftraining, Wandern, Gymnastik

- *Fasten und entgiften:* nicht rauchen, Alkoholkonsum einschränken
- *Akupunkturpunkte, Akupressur:* Bl 15, He 7, KG 6, Ma 36, Ks 6
- *Phytotherapie:*
  Ethno Health Herzkraft
  - Wirkkomplex: Carnitin, Granatapfel
  - Ziel: Verbesserung aller Herzfunktionen, Optimierung der Sauerstoffzufuhr fürs Gehirn
  - Anwendung: Herzmuskelschwäche, Hypotonie, Antriebslosigkeit, schnelle Erschöpfung nach körperlicher Belastung, flache Atmung, Koronarsyndrom, Schwindel, orthostatische Dysregulation, Alterungserscheinungen. Dient der Stabilisierung von Herz, Kreislauf und Blutdruck

  Ethno Health Schisandra 13
  - Wirkkomplex: Lebensbaum-Samen
  - Ziel: klarer, ruhiger Geist, erholsamer Schlaf, starkes Herz
  - Anwendung: Herzunruhe, Grübeln, Gereiztheit, Widerstand, Palpitationen, Müdigkeit, Schlafstörungen, Konzentrationsstörungen, Vergesslichkeit, Verdauungsbeschwerden, Nachtschweiß, Zungenulzerationen, Wechseljahrbeschwerden
- *Spezielle Maßnahmen:* Aderlass, Ayur-Yoga

Herzklappenfehler

Als Herzklappenfehler bezeichnet man die Fehlfunktion einer oder mehrerer Herzklappen. Oft sind solche sogenannten Klappenvitien zu Beginn symptomlos, führen jedoch unbehandelt irgendwann zu einer Herzschwäche.

Unterstützende integrale Maßnahmen:

- *Entspannung-Präsenz-Atem:* Lymphdrainage zweimal pro Woche, Kompressionsdrainage der Beine durch rhythmische Luftinsufflation in eine pneumatische Beinschiene drei- bis fünfmal pro Woche, Atemübungen
- *Balneo- und Hydrotherapie:* Inhalationen mit isotoner Kochsalzlösung (gegebenenfalls mit entzündungshemmendem Zusatz, z. B. Kamillosan®, täglich zehn Minuten)
- *Ernährung:* vollwertige Grunddiät in mehreren kleinen Mahlzeiten am Tag
- *Mikronährstoffe:* Pascovasan® Pulver, zwei- bis dreimal täglich, enthält L-Arginin
- *Bewegung und Sport:* mildes Ausdauertraining, isometrische Übungen, Gymnastik, Gehtraining (Intervalle zum Muskelerhalt, 20 - 30 Minuten täglich)
- *Phytotherapie:* Ethno Health Herzkraft und Ethno Health Schisandra 13

Angina pectoris

Der Verlauf einer stabilen koronaren Herzerkrankung lässt

sich mit komplementärmedizinischen Therapien oft günstig beeinflussen. Am besten greifen sie, wenn gleichzeitig auf eine gesündere Lebensführung geachtet wird. Zur Behandlung einer akuten Angina pectoris sind sie dagegen nicht geeignet. Die Ursache einer Angina pectoris ist in den meisten Fällen eine koronare Herzkrankheit, bei der es aufgrund arteriosklerotischer Ablagerungen zu Einengungen der Herzkranzgefäße kommt, die den Herzmuskel nicht mehr ausreichend mit Blut bzw. Sauerstoff versorgen können. Durch fetthaltige Ernährung, Bewegungsmangel, Nikotin etc. hervorgerufene Ablagerungen verengen die Herzkranzgefäße, das Herz wird unterversorgt. Schmerzen in der Brust und Atemnot treten auf: Das Herz schreit nach Sauerstoff.

Unterstützende integrale Maßnahmen:

- *Entspannung-Präsenz-Atem:* viel Bewegung an der frischen Luft, tief atmen (bis 6 zählen beim Einatmen, bis 7 beim Ausatmen über mind. 4 Minuten)
- *Ernährung:* fettarme Ernährung, Kaffee reduzieren, Alkoholkonsum einschränken
- *Mikronährstoffe:* Vitamin D3, Coenzym Q10, Magnesium, Folsäure
- *Fasten und entgiften:* Nikotinverzicht
- *Akupunkturpunkte, Akupressur:* Xin Ping, KG 17, KG 14, Ks 6, He 7, LG 20

Im Notfall immer Nitro-Spray.

Bluthochdruck (Hypertonie)

Psychosomatik: Wenn man ständig *unter Druck steht*, das Gefühl hat, *Dampf ablassen zu müssen,* oder sich *alles zu Herzen nimmt*, sind das Anzeichen für notwendige Veränderungen des eigenen Lebens. Wahr werden und den inneren Konflikt ansprechen helfen bei der Klärung der Herzensangelegenheiten.

Unterstützende integrale Maßnahmen:

- *Entspannung-Präsenz-Atem:* Hinführen zu geregelter, ruhiger Lebensweise, Ausschalten von Überforderungssituationen, Stressbewältigungsverfahren, Yoga und Entspannungstraining, Meditationsübungen, Autogenes Training, Meditation, Wahrnehmung der wahren Bedürfnisse
- *Balneo- und Hydrotherapie:* Armbäder, temperaturansteigend von 35 bis 39°C, 15 Minuten täglich, danach Ruhephase. Wechselwarme Fußbäder, zwei- bis dreimal pro Woche. Teilgüsse drei- bis fünfmal pro Woche. CO_2–Wasserbäder, zwei- bis dreimal pro Woche, jeweils 15 Minuten, beginnend mit 33°C, dann 28°C, zunächst als Arm- und Fußbad, dann als Vollbad (Herstellung: Salz (Karbonat)) in Wasser lösen, Säure hinzufügen oder CO_2 über ein Mischgerät in das Wasser einleiten. CO_2–Gasbehandlung, Sauna einmal pro Woche, Vollbäder, Schwimmen zur Förderung der Diurese, mindestens 30 Minuten

- *Ernährung:* vegetarische Grunddiät, salzarm, bei Übergewicht kalorienreduziert, bei schwer einstellbarer arterieller Hypertonie versuchsweise Heilfasten. Meiden von Koffein, wenig Alkohol, kein Nikotin
- *Mikronährstoffe:* Omega-3-Fettsäuren, Magnesium, Kalium, Vitamin D3, Coenzym Q10, Vitamin C, Vitamin E, Pycnogenol, Lycopin, L-Arginin, Taurin, Folsäure, Vitamin B12, Kalzium
- *Bewegung und Sport:* mäßige Trainingstherapie (Kraftausdauer bei 30 - 60 Prozent der Maximalkraft, täglich 20 - 30 Minuten mit Gymnastik. Mäßiges Ausdauertraining, drei- bis viermal pro Woche jeweils 30 Minuten aerob, 40 - 80 Prozent der maximalen Leistungsfähigkeit: Geh- und Lauftraining, Ergometertraining, Radfahren, Terraintraining, Wandern, Nordic Walking. Bürstenmassagen, gegebenenfalls auch mehrmals täglich
- *Fasten und entgiften:* Colon-Hydro-Therapie
- *Akupunkturpunkte, Akupressur:* Ma 8, Gb 8, Gb 20, LG 20, LG 4, PaM 3 (Yintang), PaM 2 (Taiyang)
- *Phytotherapie:* Ethno Health Blutdruck-Komplex, Ethno Health Uncaria 11, Ethno Health Gentiana 10

  Ethno Health Blutdruck-Komplex
  - Wirkkomplex: L-Arginin, Mistel
  - Ziel: Regulierung des Blutdrucks, Stärkung des Kreislaufs, Stabilisierung des Gleichgewichts
  - Anwendung: Bluthochdruck, Schwindel, Ohrgeräu-

sche, Flimmersehen, Gereiztheit, körperliche Erschöpfung, Stress, Schulter- und / oder Nackenverspannungen durch Anspannung

- *Spezielle Maßnahmen:* Aderlass.

Niedriger Blutdruck (Hypotonie)

Zu niedriger Blutdruck ist keine Krankheit. Erst das Auftreten von Beschwerden wie Schwindelgefühl, Sternchensehen oder Müdigkeit können ihn zu einem subjektiven Problem werden lassen. Oft genügen einfache Hausmittel, um den Blutdruck auf Trab zu bringen. Zum Beispiel: Wechselduschen, Bewegung an der frischen Luft oder Übungen, die den Kreislauf anregen.

Unterstützende integrale Maßnahmen:

- *Entspannung-Präsenz-Atem:* Viel Bewegung an der frischen Luft, öfter einmal das Auto stehen lassen oder die Treppe statt den Aufzug nehmen
- *Balneo- und Hydrotherapie:* Teilgüsse, morgens wechselwarm, dann wechselwarme Rückenblitzgüsse, zwei- bis dreimal pro Woche. Trockenbürsten täglich. Sauna höchstens einmal pro Woche. Bäder mit Rosmarinölzusatz. Kohlensäure-Vollbad, zweimal pro Woche, 20 Minuten
- *Ernährung:* Leichte vollwertige Grunddiät mit kleineren Zwischenmahlzeiten und reichlich Flüssigkeitszufuhr (mindestens eineinhalb bis zwei Liter)

- *Bewegung und Sport:* Ergometertraining / Radfahren, Walking / Lauftraining, Terraintraining / Wandern, Gymnastik, Schwimmen im Wechsel. Mäßige Trainingstherapie mit isometrischen Anteilen, täglich zwei- bis dreimal, 20 - 30 Minuten mit Kraft-Ausdauertraining
- *Fasten und entgiften:* Nikotinentwöhnung bei Rauchern angeraten
- *Akupunkturpunkte, Akupressur:* MP 6, MA 36, BL 15, He 7, Bl 14, Ks 9, KS 7, LG 4, LG 20, Ma 36, KG 6
- *Phytotherapie:* Korodin Tropfen, Ethno Health Herzkraft

Thrombose

Als Thrombose bezeichnet man, wenn sich ein Blutgerinnsel in einem Blutgefäß bildet. Oft sind die Beinvenen betroffen. Manche Risiken für eine Thrombose kann man nicht ausschalten, das sind zum Beispiel höheres Lebensalter oder eine angeborene Blutgerinnungsstörung. Andere Faktoren sind beeinflussbar.

Unterstützende integrale Maßnahmen:

- *Entspannung-Präsenz-Atem:* Beine hochlegen. Viel Bewegung an der frischen Luft. Stehen und sitzen vermeiden, lieber laufen und liegen. Wer länger sitzen muss, sollte zwischendurch wenigstens immer einmal die Füße bewegen. Oder immer wieder ein paar Schritte gehen, die Füße hochlegen.

- *Ernährung:* Ausreichend trinken, und zwar mindestens 1 ½ Liter täglich. Gut geeignet sind kalorienarme Getränke wie Mineralwasser, Tee oder stark verdünnte Fruchtsaftschorlen. Ausgewogene Grunddiät; Übergewicht langsam abbauen.
- *Bewegung und Sport:* Viel Bewegung. Ausdauersportarten wie Schwimmen, Walking, Radfahren oder Wandern bringen die *Muskelpumpe* in Schwung und unterstützen dadurch den Blutfluss in den Beinvenen. Förderlich ist auch Venengymnastik. Alles, was die Wadenmuskeln gleichmäßig aktiviert, ist günstig, zum Beispiel Tanzen.
- *Fasten und entgiften:* nicht rauchen
- *Phytotherapie:* Ethno Health Enzymkraft
- *Spezielle Maßnahmen:* Kompressionsstrumpf tragen. Er wird individuell angepasst. Welche Druckstärke er haben sollte, legt der behandelnde Arzt fest. Es gibt vier Kompressionsklassen (I bis IV) von leichtem bis starkem Druck. Ayur-Yoga.

Atemwegserkrankungen, Lungenschwäche

Psychosomatik: Die Lunge steht für das Ich-Gefühl und die eigene Persönlichkeit. Über sie laufen Kommunikation und Kontakt. Durch Husten kann man sich freien Raum um sich herum verschaffen, eine laute und feste Stimme ist Ausdruck einer gefestigten starken Persönlichkeit. Die Lunge steht für die Fähigkeit, das Leben in uns aufzunehmen, sie sorgt für Vitalität. Erkrankungen in diesem Bereich weisen oft auf Beziehungsstörungen zur Außenwelt hin.

Fragen

- Was verschlägt mir den Atem?
- Was beschäftigt mich so sehr, dass ich keine Luft mehr bekomme?
- Fehlt mir Raum zum Atmen?

Infektanfälligkeit, Grippe

In der asiatischen Medizin nennt man die Erkältung auch Kältekrankheit. Das innere Feuer läuft dann auf Sparflamme und kommt nicht gut gegen die Kälte an, man friert. Nach der Fünf-Elemente-Lehre der TCM geht die Eigenschaft einer Speise auf den Menschen über, so auch die wärmende Eigenschaft vieler Gewürze. Stark wärmende Ingredienzien wie Ginseng, Kurkuma oder Cayennepfeffer kurbeln die Durchblutung an und erzeugen Wärme. Den naturheilkundlichen Maßnahmen zur Steigerung der Infektabwehr kommt eine besondere Bedeutung zu. Maßnahmen der Abhärtung und insbesondere der Hydro- und Thermotherapie führen zu einer umfassenden Stabilisierung der Gesundheit.

Unterstützende integrale Maßnahmen:

- *Entspannung-Präsenz-Atem:* Sauna ein- bis zweimal pro Woche. Ausreichend an der frischen Luft bewegen. Stets auf warme Füße achten.
- *Balneo- und Hydrotherapie:* ansteigende bzw. warme Fußbäder. Nasendusche und Inhalationen. Bei Fieber: serielle Ganzwaschungen und kalte Wadenwickel sowie schweißtreibende Wickel. Bei Schnupfen: ansteigende Fuß- oder Armbäder, Halb- oder Dreiviertelbäder mit Eukalyptus, Pfefferminzöl oder Thymian, Kamillen- oder Thymiandampfbad und warme Wickel bei starkem Schnupfen.
- *Ernährung:* vollwertige Grunddiät, vitaminreich und laktovegetabil. Ausreichend trinken: mindestens 1 ½ Liter täglich. Gut geeignet sind Tee oder warme Brühe.
- *Mikronährstoffe:* Vitamin C, Mineralstoffe (Kupfer, Eisen und Zink).
- *Bewegung und Sport:* Bewegung an der frischen Luft. Mild dosierter Ausdauersport stärkt die Abwehr.
- *Fasten und entgiften:* Initiales Heilfasten ein bis zwei Wochen mit anschließender Umstellung auf eine vollwertige Ernährung.
- *Akupunkturpunkte, Akupressur:* Moxibustion von Ren 14, Bl 13, Ma 36; jeden Punkt drei Minuten moxen, ein- bis zweimal pro Woche, fünf Wochen insgesamt.

- *Phytotherapie:* Ethno Health OPC-Kraft, Ethno Health Immunkraft
- *Spezielle Maßnahmen:* mikrobiologische Therapie mit Ethno Health Darmkraft

Bronchitis (Sinubronchiales Syndrom)

Bei einer Bronchitis ist das vorrangige Symptom ein trockener, bellender, schmerzhafter Husten, der später in produktiven Husten mit Auswurf übergeht. Oft geht eine leicht erhöhte Temperatur mit einher. Der Körper will Belastendes loswerden, vielleicht herrscht im familiären Umfeld eine entzündete Umgebung mit Streit und Geschrei. Husten ist ein Zeichen dafür, etwas herauszulassen, um es loszuwerden.

Unterstützende integrale Maßnahmen:

- *Balneo- und Hydrotherapie:* Bei Sinubronchialem Syndrom: abhärtende Kneipp-Anwendungen; Schleimhautregie nach Vogler: intensives Räuspern beim Zähneputzen, Bürsten von Wangenschleimhaut, Zahnfleisch, Gaumen und Zunge, Nasenspülungen mit Emser-Salzlösung (kein Leitungswasser verwenden), kalte Gesichtsgüsse.
- *Ernährung:* vollwertige Grunddiät, vitaminreich und laktovegetabil. Ausreichend trinken: mindestens 1 ½ Liter täglich. Gut geeignet sind Tees oder warme Brühe.
- *Mikronährstoffe:* N-Acetyl-Cystein, Omega-3-Fettsäu-

ren, Vitamin D3, Vitamin C, Vitamin E, Coenzym Q10, Magnesium, Kalzium, Selen, Zink, Cineol

- *Bewegung und Sport:* Bewegung an der frischen Luft. Mild dosierter Ausdauersport stärkt die Abwehr.
- *Phytotherapie:* Ethno Health Lungenkraft, Ethno Health OPC-Kraft, Ethno Health Immunkraft, Ethno Health Enzymkraft

  Ethno Health OPC-Kraft
  - Wirkkomplex: Traubenkern-Extrakt, Beerenextrakte
  - Ziel: Stärkung des Immunsystems

Pneumonie (Lungenentzündung)

Psychosomatik: Die Lunge kann sich entzünden, wenn Verzweiflung, Trauer oder Ängste sich Bahn brechen. Durch versuchte Abgrenzung entsteht ein Konflikt, der die Lunge entzündet. Ziel ist es, dass Leben und Liebe wieder durch die Lunge in den Körper fließen.

Unterstützende integrale Maßnahmen:

- *Entspannung-Präsenz-Atem:* Anregung der diaphragmalen (abdominalen) Atmung sorgt für gleichmäßige Belüftung aller Lungenabschnitte: Lagerung, Einnehmen bestimmter Körperhaltungen, periphere Atemantriebe durch mechanische Hautreize, Nasenstenoseübungen, Ausatmung auf Strömungslaute, Vibrationen und Klopfungen in synchronem Rhythmus zur summenden Ausatmung sowie eine Hustenschulung und die Benutzung ventialationssteigernder Atemhilfsgeräte.

- *Balneo- und Hydrotherapie:* Kaltreize durch kalte Waschungen, Abklatschungen und Abreibungen. Kalte Brustwickel. Wechselwaschungen, mit Kaltreiz abschließen. Bürstenmassage der Beine zur Anregung des peripheren Kreislaufs.
- *Ernährung:* Spielt untergeordnete Rolle; Prinzipien der vollwertigen Grunddiät und die Wünsche des Patienten sollten berücksichtigt werden. Ausreichende Flüssigkeitszufuhr, um Schleimeindickung vorzubeugen.
- *Bewegung und Sport:* Thromboseprophylaxe durch Vermeidung von Pressatmung, isometrische Spannungsübungen für die Beine, Pedaltreten, später Kreislauftraining. Lockerung des Schultergürtels und Brustkorbs.
- *Akupunkturpunkte, Akupressur:* Wird empfohlen.
- *Phytotherapie:*
  Ethno Health Lungenkraft
  - Wirkkomplex: Tragant, Agaricus
  - Ziel: Optimierung der Atmung und Sauerstoffversorgung, Erhöhung des Lungenvolumens
- *Spezielle Maßnahmen:* Schröpfen, Homöopathie, Elektro- und Ultraschalltherapie, ab- und ausleitende Verfahren, Cantharidenpflaster

Asthma bronchiale

Psychosomatik: Asthma gilt als Form von unterdrücktem Weinen. Hat man als Kind eventuell nicht gelernt, Liebe zu geben oder zu empfangen, so kann sich auf der Suche nach Liebe Asthma entwickeln. Ein Gefühl von Unfähigkeit, selbstständig zu atmen oder gar zu leben.

Unterstützende integrale Maßnahmen:

- *Entspannung-Präsenz-Atem:* Entspannungsverfahren, progressive Muskelrelaxion und Autogenes Training, Atemfeedback. Regelmäßig Saunieren, Inhalationstherapie
- *Balneo- und Hydrotherapie:* Pflege des Wärmehaushalts, ansteigende Fußbäder, Senfmehlfußbäder, ansteigende Armbäder. Außerhalb des akuten Anfalls kalte Brustwickel nach Wärmeanwendung
- *Ernährung:* Heilfasten bei akuter Verschlechterung oder als Grundlage einer anschließenden Ernährungsumstellung. Stufenförmiger Diätaufbau, um mögliche Nahrungsmittelallergene, wie z. B. Milcheiweiß bzw. Asthmaauslöser, zu erkennen und zu eliminieren
- *Mikronährstoffe:* Vitamin C, Magnesium, Omega-3-Fettsäuren, Vitamin E, Vitamin D3, Selen. Mangan, Zink, L-Glutathion, N-Acetylcystein, Vitamin B6, Vitamin B12, Vitamin B-Komplex
- *Bewegung und Sport:* bei Beschwerdefreiheit gezieltes Muskeltraining mit Geräten, Walking und Ergometer

- *Phytotherapie:* Ethno Health Lungenkraft, Ethno Health Astragalus 10
  Ethno Health Lungenkraft
  - Wirkkomplex: Tragant, Agaricus
  - Ziel: Optimierung von Atmung und Sauerstoffversorgung, Erhöhung des Lungenvolumens
- *Spezielle Maßnahmen:* Behandlung von Reflexzonen, Bindegewebsmassage oder Segmentmassage, manuelle Therapie zur Lösung von Blockierungen und Beseitigung peripherer Atemhemmnisse, Fußreflexzonenbehandlung, psychologische Einzelgespräche zur Ordnung der Lebenssituation, Aufdecken anfallauslösender Situationen und zum Abbau von Ängsten.

Chronisch obstruktive Lungenerkrankung (COPD)

Husten, Bronchitis und Atembeschwerden sind typische Anzeichen von COPD. Etwa 90 Prozent aller COPD-Patienten sind Raucher oder haben in der Vergangenheit geraucht. Demnach ist Rauchen Risikofaktor Nummer eins bei COPD. Allerdings spielen auch die Gene eine Rolle. Die Inhalationstherapie mittels Feuchtverneblern ist Kernstück der Behandlung jeder akuten Exazerbation und chronischer Krankheitsverläufe.

Unterstützende integrale Maßnahmen:

- *Entspannung-Präsenz-Atem:* Im Zustand innerer Ruhe

werden Ängste und Verkrampfungen – auch der Atemmuskulatur – abgebaut. Progressive Muskelentspannung nach Jacobsen. Hypnotherapie. Yoga. Atemgymnastik; autogenes Training hilft, die Atemwege zu entspannen und zu weiten.

- *Balneo- und Hydrotherapie:* Kneipp'scher Oberguss, wöchentlich drei kalte Obergüsse und zwei kalte Waschungen des Oberkörpers
- *Ernährung:* fettarme, eiweißhaltige und nährstoffreiche Ernährung in mehreren Zwischenmahlzeiten, salzarm, viel trinken (1 ½ bis 2 Liter)
- *Mikronährstoffe:* Vitamin D3
- *Bewegung und Sport:* Regelmäßige körperliche Aktivität ist für den Krankheitsverlauf von Patienten mit COPD von enormer Bedeutung. Körperliche Aktivität ist hier nicht gleichzusetzen mit Sport, sondern beinhaltet auch die Aktivitäten des täglichen Lebens, wie beispielsweise Spaziergänge, Einkaufstätigkeit oder Gartenarbeit.
- *Fasten und entgiften:* Die Beendigung des Rauchens ist unabdingbar, um den Verlust von Lungenfunktion langfristig zu verringern.
- *Phytotherapie:* Ethno Health Lungenkraft, Ethno Health OPC-Kraft, Ethno Health Pilzkraft, Ethno Health Darmkraft

Magen-Darm-Erkrankungen

Psychosomatik: „Das ist mir auf den Magen geschlagen", sagen Menschen, die vor lauter Ärger und Streit Bauchschmerzen haben. Zu schnell werden Dinge *in sich hineingefressen*, die dann schwer *im Magen liegen* und einem den *Appetit verderben*. Wenn Aggressionen und Gefühle dauerhaft hinuntergeschluckt werden und somit in einem bleiben, kann dies zu Magengeschwüren führen. Die Wirkung des vegetativen Nervensystems auf Magen und Darm ist offensichtlich.

Fragen

- Worüber bin ich sauer?
- Was will ich nicht (mehr) schlucken?
- Was fresse ich ständig in mich hinein?
- Überfordere ich mich?

Übelkeit, Erbrechen

Psychosomatik: Zum Erbrechen kann es nach einer überraschenden Konfrontation mit etwas, was einem nicht passt, kommen. Es ist Zeichen einer Ablehnung von etwas, was schwer verdaulich ist und nicht akzeptiert werden kann. Mangel an Gelassenheit und Offenheit.

Unterstützende integrale Maßnahmen:

- *Entspannung-Präsenz-Atem:* Streichmassagen bei gleichzeitigen Verspannungen im Schulter-Nacken-Bereich; Fußreflexzonenmassage: Wirkrichtung Magen zwei- bis dreimal pro Woche
- *Balneo- und Hydrotherapie:* Warme, auch feuchtwarme Auflagen auf den Leib wirken entkrampfend, anfangs täglich wechselwarme oder aufsteigende Fußbäder mit ätherischen Ölen (Lavendel, Rosmarin) wirken sedierend zwei- bis dreimal pro Woche.
- *Ernährung:* Nahrungskarenz mit Tee (Kamillenblüten), später Kostaufbau mit passierter Kost oder Brei bis zu einer leichten, vollwertigen Grunddiät. Ausreichende Flüssigkeitszufuhr beachten.
- *Mikronährstoffe:* Markalakt® Vital, Markofruct® Pulver
- *Bewegung und Sport:* Stoffwechselgymnastik und Atemtherapie
- *Fasten und entgiften:* Reizende Stoffe wie Nikotin, Alkohol, Kaffee oder starken Schwarzen Tee meiden.
- *Akupunkturpunkte, Akupressur:* Pe 6, Ma 36, Bl 21, Mi 4, Le 3, Ni 7, Ni 1
- *Phytotherapie:* Ethno Health Darmkraft, Ethno Health Astragalus 10, Ethno Health Enzymkraft

Verdauungsstörungen, Obstipation, Meteorismus

Psychosomatik:

Obstipation: Abgelagerte Reste alter, wirrer Gedanken verstopfen den Ausscheidungsweg. Unfähigkeit, Vergangenes heraus- oder loszulassen.

Blähungen: Unverdaute Ängste und Festhalten an alten Vorstellungen. Luft schlucken, weil man etwas anderes *nicht schlucken will*. Zeichen der Unfähigkeit, den Augenblick und das Hier und Jetzt zu genießen.

Unterstützende integrale Maßnahmen:

- *Entspannung-Präsenz-Atem:* Lagerung in Rückenlage mit angezogenen Beinen und Atemtherapie lockern die Bauchmuskulatur. Bewegung an der frischen Luft ist durch sozial unerwünschte Folgen der Flatulenz zu bevorzugen; Atemtherapie im Sinne einer Lösungstherapie
- *Balneo- und Hydrotherapie:* Kniegüsse, kalte Fuß- und Beinbäder, ansteigende Sitzbäder, Leibwickel, heiße Auflagen zur Anregung der Darmtätigkeit
- *Ernährung, peloide:* Nimmt einen großen Stellenwert ein. Steigern der Aufnahme von Faser- und Ballaststoffen durch Weizenkleie, frisches Obst und Gemüse, Vollkornprodukte und reichlich Flüssigkeit, ergänzend Quellstoffe aus indischem Flohsamen und Pektine, Trinkkuren mit natrium- oder magnesiumsulfathaltigen Heilwässern. Sauerkrautsaft oder Buttermilch unterstützen

die Säuerungsflora. Auf blähende Nahrungsmittel wie Hülsenfrüchte, Paprika, Zwiebeln verzichten. Die Verdauung wird durch gutes Kauen und regelmäßige Mahlzeiten unterstützt; Luftschlucken vermeiden, eventuell psychologische Beratung.

- *Bewegung und Sport:* Ausdauertraining fördert die Darmtätigkeit (am besten an frischer Luft!), Übungen zur Kräftigung der Bauchmuskulatur.
- *Akupunkturpunkte, Akupressur:* Meteorismus: Pe 6, Ma 25, Ma 36, Mi 3, Mi 6, Ni 15, Ni 6, Ni 12, Ni 13 Obstipation: Di 4, Di 10, Dü 3, Ma 25, Bl 25
- *Rezeptur:* Ethno Health Enzymkraft, Darmkraft, Astragalus 10

  Bei Meteorismus ist folgender Tee geeignet: Enzianwurzel 50 g, Angelicawurzel 20 g, Kümmelfrüchte 30 g. Teemischung mit einer Tasse kochendem Wasser übergießen, zehn Minuten ziehen lassen, filtern. Vor und nach den Mahlzeiten eine Tasse langsam und schluckweise trinken.
- *Spezielle Maßnahmen:* Kolonmassagen, Fußreflexzonenmassage auf den Dünndarm gerichtet; elektro- und Ultraschalltherapie, Ayur-Yoga

Sodbrennen, Gastritis und Magengeschwür

Unterstützende integrale Maßnahmen:

- *Entspannung-Präsenz-Atem:* Atemtherapie und andere Entspannungsmaßnahmen empfohlen. Bindegewebsmassagen, Persiostbehandlung, Fußreflexzonenmassage, zwei- bis dreimal pro Woche, 20 - 25 Minuten.

- *Balneo- und Hydrotherapie:* feucht-warme Auflagen mit anschließender kalter Waschung, Heublumensack, ansteigende Fußbäder, Bürstenbäder oder Vollbäder mit sedierenden Zusätzen (Lavendelöl, Melisse, Brom-Baldrian) zweimal pro Woche. Eventuell CO_2–Gasbäder, wenn keine Wasseranwendungen möglich sind.
- *Ernährung:* reizarme leichte vollwertige Grunddiät mit häufigen kleinen Mahlzeiten. Individuell unverträgliche Speisen meiden. Günstig sind viel Obst, Gemüse und Kartoffeln. Ungünstig sind saure, scharfe und süße Speisen, säureauslösende Getränke wie Alkohol und Getränke mit Reizstoffen (Kaffee, Schwarzer Tee). Entlastungskost, z. B. Kartoffeln, Reis
- *Mikronährstoffe:* B12 direct, Vitamin C MSE matrix, Ester C-Komplex, aminoplus® immun, Cetebe®, B12-Ankermann®, Folgamma, Selenium Support, Zinkoror 25, Zellamare Darm
- *Bewegung und Sport:* Angepasstes Ausdauertraining dient der psychischen und körperlichen Konditionierung.
- *Akupunkturpunkte, Akupressur:* Mi 3, Mi 4, Le 3, Ni 12, Pe 6, Ma 36, Bl 21
- *Phytotherapie:* Ethno Health Algenkraft, Ethno Health Wurzel-Komplex, Ethno Health Enzymkraft
- *Spezielle Maßnahmen:* Konsum an Genussmitteln (Niko-

tin, Alkohol, Kaffee, Schwarzer Tee, Schmerzmittel etc.) und Lebensführung (Stress und psychische Belastungen) überprüfen.
- Rezeptur für Tee: Kamillenblüten 50 g, Süßholzwurzel 50 g. Einen Esslöffel Teemischung mit 150 ml kochendem Wasser übergießen, zehn Minuten ziehen lassen und filtern, täglich zwei- bis dreimal eine Tasse trinken.

Reizdarmsyndrom

Psychosomatik: Ein gereizter Darm ist ein Hilfeschrei des Körpers, Vergangenes endlich zu verdauen und loszulassen. Der Körper versucht über Durchfall, Altes endgültig herauszuspülen. Die Entzündung des Darms steht oft in Verbindung mit tiefsitzender Trauer. Hier macht das Leben mit all seinen Dramen und Erschütterungen auf sich aufmerksam.

Unterstützende integrale Maßnahmen:

- *Entspannung-Präsenz-Atem:* Trauer als Teil des Lebens anerkennen. Tränen zulassen. Trauer leben und darüber reden. Reizabbau durch Entspannungsverfahren wie Autogenes Training, progressive Muskelrelaxation nach Jacobsen, andere körperbetonte Entspannungsverfahren, Biofeedbackverfahren. Reduzierung von Stress: geregelter Tagesablauf mit Pausen und ausreichend Schlaf. Atemtherapie, Kolonmassage, Bindegewebsmassage, Periostbehandlung, Fußreflexzonenmassage.

- *Balneo- und Hydrotherapie:* Bei Krämpfen und Schmerzen lokale Wärme auf Bauch oder Rücken durch feuchtwarme Wickel, Heublumensack-Auflage oder heiße Rolle. Sedierung: Fußbäder mit Lavendelöl / -blüten, warme Sitzbäder, Sedativbäder (Melisse, Brombaldrian, Lavendel). Zur Robotierung und zum vegetativen Ausgleich: Wassertreten und Kneipp-Anwendungen
- *Ernährung:* leichte vollwertige Grunddiät: Weglassen bekannter unverträglicher Speisen und Auswahl der Lebensmittel nach der führenden Symptomatik:
- Akute Beschwerden bei Blähungen / Krämpfen / Schmerzen: vorübergehender Verzicht auf Rohgemüse, Hülsenfrüchte, Kohlsorten, scharfe Gewürze, dafür mehr frisches Obst und gedünstetes Gemüse
- Durchfall: stopfende Speisen, z. B. Reis, Kartoffeln, Haferschleim, Bananen, Karotte
- Obstipation: Ballaststoffe, Quellmittel, Weizenkleie mit schrittweiser Umstellung, je nach Verträglichkeit
- Akute Beschwerden: Heilfasten oder Entlastungskost, z. B. Kartoffeln, Reis vorschalten, Lehrküche
- *Mikronährstoffe:* Zink, Zeolith
- *Bewegung und Sport:* Ausdauertraining nach Leistungsvermögen und Freude
- *Fasten und entgiften:* Darmreinigung (durchführen wie Heilfasten nach Buchinger, täglich einmal einen Esslöffel Glaubersalz) mit systematischem Kostaufbau und

begleitender mikrobiologischer Therapie ohne isolierte Kohlenhydrate und Konservierungsstoffe. Defäkationsreize zulassen und ausnutzen, gastrokolischer Reflex morgens

- *Akupunkturpunkte, Akupressur:* Di 4, Ma 21, Ma 25, Ma 35, Le 13, Ni 6, Ni 13, He 3, He 5, He 7
- *Phytotherapie:*
  Ethno Health Darmkraft
  - Wirkkomplex: Lakto- und Bifidobakterien
  - Ziel: Aufbau einer gesunden Darmflora, Stabilisierung der Schleimhaut, Stärkung des Mikrobion, Regulierung der Darmfunktion
  - Anwendung: Blähungen, Meteorismus, Colitis ulcerosa, Morbus Crohn, Divertikulose, chronische Durchfallerkrankungen, akuter Durchfall, Verstopfung. Unterstützt die Darmsanierung und den Aufbau der Darmflora nach Antibiotika- oder Chemotherapie.

Diarrhö

Durchfall ist zunächst eine natürliche Reaktion des Körpers, um Giftstoffe auszuscheiden. Es ist deshalb wichtig, diesen Ausscheidungsprozess auch bis zu einem gewissen Grad zuzulassen und ihn nicht sofort durch chemische Medikamente anzuhalten. Akuter Durchfall wird durch Infektionen mit Bakterien, Viren, Protozoen, Parasiten, durch Lebensmittel oder Medikamente, über Toxine oder Allergien ausgelöst.

Er ist auch ein Zeichen von Angst vor einer Situation, die überfordert.

Fragen:

- Wovor habe ich „Schiss"?
- Was will ich loswerden, statt es anzunehmen und zu verarbeiten?

Unterstützende integrale Maßnahmen:

- *Entspannung-Präsenz-Atem:* Atmentherapie, Bindegewebsmassagen, Teilmassagen zur Entspannung oder bei Verspannungen, Fußreflexzonenmassage zwei- bis dreimal pro Woche, 20 - 25 Minuten
- *Balneo- und Hydrotherapie:* Wickel (eventuell mit Wärmflasche) und Auflagen bei Krämpfen und Leibschmerzen
- *Ernährung:* genügend Zufuhr von Flüssigkeit (über zwei Liter) und Elektrolyte: ungesüßte Tees, Wasser ohne Kohlensäure, Schwarzer und Grüner Tee, keine reinen Obstsäfte. Nahrungsaufbau: geriebene Äpfel, Banane, Zwieback, Schleimsuppen (Reis- oder Haferschleim), Gemüse mit Karotten und Kartoffeln, fettarme Mahlzeiten. Nahrungsaufbau auch durch Entlastungskost, z. B. Kartoffeln, Reis, möglichst weiterer Kostaufbau bis hin zu einer leichten vollwertigen Ernährung.
- *Mikronährstoffe:* Trockenhefe
- *Bewegung und Sport:* Schonung. Bettlägerige Patienten:

Gymnastik zur Thrombose- und Pneumonieprophylaxe. Stoffwechselgymnastik.

- *Akupunkturpunkte, Akupressur:* Di 4, Di 10, Ma 25, Ma 36, Gb 34, Le 9, Ni 4, Ni 6, Mi 4
- *Phytotherapie:*
  Ethno Health Darmkraft
  - Wirkkomplex: Lakto- und Bifidobakterien
  - Ziel: Aufbau einer gesunden Darmflora, Stabilisierung der Schleimhaut, Stärkung des Mikrobion, Regulierung der Darmfunktion
  - Anwendung: bei Blähungen, Meteorismus, Colitis ulcerosa, Morbus Crohn, Divertikulose, chronische Durchfallerkrankungen, akuter Durchfall, Verstopfung. Unterstützt die Darmsanierung und den Aufbau der Darmflora nach Antibiotika- oder Chemotherapie, bei Dysbiose und Fehlbesiedlung
- *Spezielle Maßnahmen:* Rezeptur für Tee: Tormentillwurzelstock 50 g, Pfefferminzblätter 30 g. 1 Teelöffel Teemischung mit 150 ml kochendem Wasser übergießen, circa zehn Minuten zugedeckt ziehen lassen, dann filtern, 2 bis 3 Tassen täglich trinken.

Morbus Crohn und Colitis ulcerosa

Die Komplementärmedizin hat bei diesem Beschwerdebild einen hohen Anteil, etwa 50 Prozent der Morbus-Crohn-Patienten nutzen zum Beispiel Verfahren aus diesem Bereich.

Unterstützende integrale Maßnahmen:

- *Entspannung-Präsenz-Atem:*Körperwahrnehmung durch Atemtherapie, Noppenball über die Körperoberfläche rollen lassen. Psychologische Betreuung ist oft angeraten. Konflikte oder belastende Ereignisse können einen Schub auslösen. Entspannungstechniken wie Progressive Muskelentspannung nach Jacobson und autogenes Training lindern Unruhe und Anspannung. Das Krankheitswissen beim Patienten verbessern. Fußreflexzonenmassage für den Dünndarm, zwei- bis dreimal pro Woche, jeweils 20 - 25 Minuten
- *Balneo- und Hydrotherapie:* Entkrampfend: feuchte, heiße Kompressen mit Heublumensack, Schlamm-Fango-Umschläge, Leibwickel. Vollbäder mit sedierenden Zusätzen (Melisse, Brom-Baldrian). Ansteigende oder wechselwarme Teilbäder, serielle Kaltreise zur Abhärtung
- *Ernährung:* Die Kost richtet sich nach dem Stadium der Entzündung, der individuellen Unverträglichkeit, der Situation im Darm. Aufbauend auf einer besonders leichten vollwertigen Grunddiät wird mit folgenden Maßnahmen versucht, Gewichtsverlust und Mangelernährung auszugleichen:
  - hochkalorische Kost in kleinen Mahlzeiten, ergänzt mit MCT-Fetten und Maltodextrin, mit Substitutionen von Vitaminen, Elektrolyten und Spurenelementen

  - gut schmeckende und leicht verdauliche Kost
  - ausreichend Flüssigkeit zwischen den Mahlzeiten
  - In akuten Phasen kann kurzzeitiges Heilfasten mit vorsichtigem Kostaufbau oder Entlastungskost, z. B. Kartoffeln, Reis, zur Reduktion der Entzündungsaktivität beitragen.
- *Mikronährstoffe:* Vitamin A, ß-Karotin, Carotinoid-Komplex, Vitamin D3, Vitamin E, Vitamin K, Vitamin C, Vitamin B-Komplex, Vitamin B12, Folsäure, Selen, Eisen, Kalzium, Magnesium, Zink, Kupfer, Omega-3-Fettsäuren
- *Bewegung und Sport:* Bauch- und Ausdauergymnastik wie Walking und Ergometertraining (nicht bei Analfisteln). Eine Inkontinenz wird durch Beckenbodengymnastik verbessert, eventuell ergänzt durch geräteunterstütztes Biofeedbacktraining. Die Bauchpresse soll vermieden werden. Klassische Massage bei Verspannungen. Bindegewebsmassagen für die Segmente.
- *Fasten und entgiften:* Nikotinkarenz hilft
- *Akupunkturpunkte, Akupressur:* Di 4, Dü 3, Di 10, Ma 25, Ma 36, Mi 6, Bl 25, Bl 27, KG 4, KG 5, KG 6
- *Phytotherapie:*
  Ethno Health Darmkraft
  - Wirkkomplex: Lakto- und Bifidobakterien
  - Ziel: Aufbau einer gesunden Darmflora, Stabilisierung der Schleimhaut, Stärkung des Mikrobion, Regulierung der Darmfunktion

- Anwendung: bei Blähungen, Meteorismus, Colitis ulcerosa, Morbus Crohn, Divertikulose, chronische Durchfallerkrankungen, akuter Durchfall, Verstopfung. Unterstützt die Darmsanierung und den Aufbau der Darmflora nach Antibiotika- oder Chemotherapie, bei Dysbiose und Fehlbesiedlung.

Weihrauch

- *Spezielle Maßnahmen:* Elektro- und Ultraschalltherapie, Kurzwellenbehandlung, Curcuma, Weihrauch

Divertikulose, Divertikulitis

Unterstützende integrale Maßnahmen:

- *Entspannung-Präsenz-Atem:* Kolonmassagen, Segmentmassagen, Periostmassagen, Bindegewebsmassagen, Fußreflexzonenmassage, zwei- bis dreimal pro Woche, jeweils 20 - 25 Minuten
- *Balneo- und Hydrotherapie:* Kniegüsse, kalte Fuß- und Beinbäder, ansteigende Sitzbäder, Vollbäder, Kneippanwendungen. Wellenbäder, Leibwickel und heiße Auflagen regen die Darmtätigkeit an. Peloide trocken oder feuchtwarm
- *Ernährung:* Eine schwere Entzündung erfordert eine Nulldiät, parenterale Ernährung und Gabe eines Antibiotikums. Reichlich Faser- und Ballaststoffe, besonders geeignet sind Weizenkleie, frisches Obst, Gemüse und Vollkornprodukte. Quellstoffe aus Flohsamen und Pektinen. Leinsamen. Über zwei Liter täglich trinken, Trinkkuren

mit natrium- oder magnesiumsulfathaltigen Heilwässern führen ab. Sauerkrautsaft und Buttermilch unterstützen die Säuerungsflora.

- *Mikronährstoffe:* Mutaflor
- *Bewegung und Sport:* Körperliche Bewegung regt den Darm an, vor allem Ausdauersportarten.
- *Akupunkturpunkte, Akupressur:* D 4, D 10, Dü 3, Ma 25, Bl 25, Le 9, Gb 34, Ma 36, Ni 4, Ni 6
- *Phytotherapie:*
  Ethno Health Darmkraft
  - Wirkkomplex: Lakto- und Bifidobakterien
  - Ziel: Aufbau einer gesunden Darmflora, Stabilisierung der Schleimhaut, Stärkung des Mikrobion, Regulierung der Darmfunktion
  - Anwendung: Bei Blähungen, Meteorismus, Colitis ulcerosa, Morbus Crohn, Divertikulose, chronischen Durchfallerkrankungen, akutem Durchfall, Verstopfung. Unterstützt die Darmsanierung und den Aufbau der Darmflora nach Antibiotika- oder Chemotherapie, bei Dysbiose und Fehlbesiedelung.

Hämorrhoidalleiden

Dabei handelt es sich um eine knotenförmige Venenerweiterung mit Abflussbehinderung des Blutes. Sie ist im Allgemeinen die Folge ungesunder Ernährung, von Bewegungsmangel oder chronischer Obstipation.

Unterstützende integrale Maßnahmen:

- *Entspannung-Präsenz-Atem:* Atemtherapie, Bindegewebsmassage
- *Balneo- und Hydrotherapie:* Sitzbäder mit Adstringenzien, z. B. Eichenrindenextrakte, Hamamelisblätter und -rinde, Kamillenblütenlösung
- *Ernährung:* Die vollwertige Grunddiät wird ergänzt durch reichlich Ballaststoffe. Der Flüssigkeitsbedarf steigt entsprechend der Ballasstoffzufuhr an, Genussmittel wie Kaffee und Alkohol meiden.
- *Mikronährstoffe:* Eisen
- *Bewegung und Sport:* Schwimmen, Krankengymnastik, Beckenbodentraining. Besser keine Sportarten mit Bauchpresse und kein Ergometertraining
- *Akupunkturpunkte, Akupressur:* MP 6, Bl 17, MP 10, Bl 20, MP 3, LG 20
- *Phytotherapie:*
  Ethno Health Darmkraft
  - Wirkkomplex: Lakto- und Bifidobakterien
  - Ziel: Aufbau einer gesunden Darmflora, Stabilisierung der Schleimhaut, Stärkung des Mikrobion, Regulierung der Darmfunktion
  - Anwendung: bei Blähungen, Meteorismus, Colitis ulcerosa, Morbus Crohn, Divertikulose, chronischen Durchfallerkrankungen, akutem Durchfall, Verstopfung. Unterstützt die Darmsanierung und den Auf-

bau der Darmflora nach Antibiotika- oder Chemotherapie, bei Dysbiose und Fehlbesiedlung

- Quellstoffe, z. B. Flohsamenschalen, Leinsamen, Weizenkleie. Suppositorien aus Kamillenblüten, Hamamelisblättern und -rinde sowie Mäusedornwurzelstock

- *Spezielle Maßnahmen:* Je nach Befund wird eine Creme mit Antimykotikum, bei starken Schmerzen mit Lokalanästhetikum appliziert. Edukative Maßnahmen zur Stuhlhygiene, Aufklärung, welche Funktion die Hämorrhoidalpolster haben, zur Ernährung mit reichlich Ballaststoffen und notfalls Quellmitteln. Übergewicht sollte reduziert werden.

Gallenwegserkrankungen, Gallensteine

Psychosomatik: Ursachen können Verbitterung oder eine unaufgelöste Wut über Geschehenes sein. Widerstand gegen Veränderung: Steine sind geronnene Aggressionen. Der Choleriker spuckt Gift und Galle.

Unterstützende integrale Maßnahmen:

- *Entspannung-Präsenz-Atem:* Entspannungsmaßnahmen zum Stressabbau und eventuell Psychotherapie. Klassische Bindegewebsmassage am rechten Rippenbogen. Fußreflexzonenmassage, zwei- bis dreimal pro Woche, jeweils 20 - 25 Minuten
- *Balneo- und Hydrotherapie:* bei Gallenkolik heiße Rolle im Gallensegment, heiße Packungen mit Leinsamenbrei,

zerquetschte Kartoffeln, gefolgt von kalten Auflagen, ansteigende Fußbäder oder Sitzbäder. Bei funktionellen Beschwerden sedierende oder robotierende Balneotherapie, wie Sedativbad mit Melisse, Heublume oder Brom-Baldrianzusatz. Kurmäßige Anwendung von Heilwässern: in Badeorten, wie z. B. in Bad Kissingen oder Bad Mergentheim (natrium- und magnesiumsulfathaltige Wässer)

- *Ernährung:* Aufbauend auf einer vollwertigen Grunddiät sollen bekannte unverträgliche Lebensmittel ausgeschlossen werden. Die Kost sollte fettarm und überwiegend pflanzlicher Natur sein. Mehrere kleine Mahlzeiten am Tag. Reichlich Trinken unterstützt den Gallefluss. Auf eine eventuell bestehende Laktoseintoleranz achten. Empfehlenswert sind verdauungsfördernde Lebensmittel und Kräuter, z. B. Artischocke, Löwenzahn, Chicorée, Endivien, Lollo Rosso, Majoran, Thymian. Fasten kann die Entstehung von Gallensteinen fördern.
- *Mikronährstoffe:* Taurin
- *Bewegung und Sport:* Ausdauertraining mit Ergometertraining, Walking, Nordic Walking, Schwimmen zur Robotierung
- *Akupunkturpunkte, Akupressur:* Bl 18, Bl 19, Mi 3, Mi 6, Ma 36, Ma 25, Le 3, Le 14, Gb 34, Gb 24
- *Phytotherapie:* Ethno Health Leberkraft, Ethno Health Darmkraft, Löwenzahn, Artischocke

- *Spezielle Maßnahmen:* Ayur-Yoga

Lebererkrankungen

Psychosomatik: Wenn einem „eine Laus über die Leber gelaufen“ ist, dann ärgert man sich und hat schlechte Laune. Kann der Körper Zorn oder Wut nicht loswerden, dann wächst die Leber ohne Plan und Ziel. Dabei werden die Leberzellen stark beansprucht, bis nur noch Bindegewebe übrig bleibt. Die Leberentzündung weist auf einen inneren Konflikt hin, der bereinigt werden will.

Fragen:

- „Wo sage ich ja, obwohl ich eigentlich nein meine?“
- „Wo schlucke ich immer wieder Wut runter, statt wahrhaftig zu sein?“

Unterstützende integrale Maßnahmen:

- *Entspannung-Präsenz-Atem:* Wegen der häufigen Überdeckung mit Beschwerden, die auf funktionelle Störungen am Magen oder Darm hinweisen, sind begleitende Maßnahmen zur Entspannung, Stressabbau und eventuell eine Psychotherapie notwendig. Klassische Bindegewebsmassagen am rechten Rippenbogen.
- *Balneo- und Hydrotherapie:* feuchtwarme Wickel im Oberbauch, aktivierende Balneotherapie wie Unterschenkelgüsse, Wassertreten oder sedierende Bäder mit

Melisse, Heublume oder Brom-Baldrianzusatz, kurmäßige Anwendung von Heilwässern in Badeorten wie Bad Kissingen oder Bad Mergentheim

- *Ernährung:* Aufbauend auf einer leichten vollwertigen Grunddiät werden individuell bekannte, unverträgliche Nahrungsmittel ausgeschlossen. Die Kost sollte fettarm und in kleinen Mahlzeiten eingenommen werden. Reichliches Trinken unterstützt den Gallefluss. Gut sind verdauungsfördernde Lebensmittel und Kräuter wie Artischocke, Löwenzahn, Chicorée, Endivien, Lollo Rosso, Majoran, Thymian. Bei der nichtalkoholischen Fettleber nimmt die energiereduzierte Kost eine zentrale Stellung ein.
- *Bewegung und Sport:* Ausdauertraining als Ergometertraining, Walking, Nordic Walking, Schwimmen
- *Fasten und entgiften:* Von Fasten ist bei Leberzirrhose abzuraten.
- *Akupunkturpunkte, Akupressur:* Bl 18, Bl 19, Mi 3, Mi 6, Ma 36, Le 3, Le 14, Gb 24 (Cave: Gerinnungsstörung)
- *Phytotherapie:*
  Ethno Health Leberkraft
  - Wirkkomplex: Wermut, Silymarin
  - Ziel: Optimierung und Entschlackung des Stoffwechsels, Stärkung der Leberfunktion
  - Anwendung: Entgiftung und Entschlackung bei toxischen Belastungen, Leberreinigung und Stärkung bei

Leberfunktionsstörungen, Alkoholabusus, Leberzirrhose, Gallensteine, Gallengries, erhöhte Leberwerte, Hepatitis, chronische Verdauungsstörungen, Völlegefühl

- *Spezielle Maßnahmen:* Ayur-Yoga

Bauchspeicheldrüsenentzündung

Bei leichten Bauchspeicheldrüsenbeschwerden helfen Verdauungsenzyme aus der Naturheilkunde als begleitende Maßnahme. Bis zu einem gewissen Grad kann der Enzymmangel ausgeglichen werden. Hierzu eignen sich pflanzliche Eiweißzersetzer, wie z. B. Bromelain aus Ananas und Verdauungsenzyme aus tierischem Bauchspeicheldrüsengewebe. Mögliche Ursache: Sehnsucht nach dem, was hätte sein können.

- *Phytotherapie:*
  Ethno Health Enzymkraft
  Bromelain, Papain, Traubenkern-Extrakt (enthält 70 Prozent oligomere Proanthocyanidine), Quercetin, Ficin, Rutin, Überzugsmittel Hydroxypropylmethylcellulose (pflanzliche Kapselhülle)

Stoffwechselstörungen und endokrinologische Erkrankungen

Diabetes mellitus

Psychosomatik: Thema ist immer, die Mitte zu finden durch Annehmen und Abgeben (auch in der Liebe). Emotionale

Abhängigkeit zulassen statt körperliche Abhängigkeit (Insulin). Kein Klammern zulassen, Durchlassen des freien Flusses der Freude und Liebe. Die Süße des Lebens lachend annehmen und genießen. Die Süße steht für den Zucker, den die Zelle nicht aufnehmen kann. Die Liebe mutig einlassen in die Zellen, statt wegen mangelnder Liebesfähigkeit sauer werden. Sich trauen, Liebe aktiv zu geben, statt mit dem Leben zu hadern. Angst und Enge erkennen und transformieren. Sich Ungeliebtes vom Hals halten und Neinsagen lernen.

Unterstützende integrale Maßnahmen:

- *Entspannung-Präsenz-Atem: Yoga, Ayur-Yoga, Meditation*
- *Balneo- und Hydrotherapie:* Teilgüsse, Vollguss, warme Bäder, eventuell mit Heublumen- oder Fichtennadelextrakt, Schafgarbenbauchwickel, Waschungen und Bürstungen
- *Ernährung:* vollwertige Grunddiät bzw. Vollkornkost nach Koerber, Leitzmann, Männle, Diabetesschulung. Nahrungsverteilung: 50 - 60 Prozent verzweigtkettige Kohlenhydrate (Vermeidung von Mono- und Oligosacchariden, Süßstoffen, auch von Zuckeraustauschstoffen), 30 Prozent Fette, möglichst großer Anteil mittel- und langkettiger einfach und mehrfach ungesättigter Fettsäuren, z. B. kalt gepresstes Olivenöl, Rapsöl, Leinöl; 10 - 15 Prozent Eiweiß, wobei tierisches Eiweiß eingeschränkt werden sollte. Ein Drittel Frischkostanteil, genügend fettlösliche

Vitamine (A, D, E, K). Vollkornprodukte, faserstoffreiche Kost mit niedrigem glykämischen Index

- *Mikronährstoffe:* Vitamin C, Vitamin E, ß-Karotin, Carotinoid-Komplex, Vitamin D3, Folsäure, Vitamin B12, Niacinamid, Biotin, Vitamin-B-Komplex, Coenzym Q10, -Liponsäure, L-Carnitin, Magnesium, Zink, Chrom, Kupfer, Mangan, Selen, Omega-3-Fettsäuren, Taurin, L-Lysin, L-Arginin, Bioflavonoide, OPC
- *Bewegung und Sport:* Muskelarbeit erhöht die Insulinsensitivität, Bewegung wirkt also blutzuckersenkend. Bei meist gleichzeitig erhöhten Blutfetten ist durch Ausdauertraining ein positiver Effekt zu beobachten. Gymnastik, Yoga, Walking, Ergometertraining, Schwimmen, Rudern
- *Fasten und entgiften:* Heilfasten, alternativ Entlastungskost (z. B. Kartoffeln oder Reis), Heilfasten nach Buchinger kann bei entgleistem Diabetes mellitus Typ 2 die Insulinempfindlichkeit wesentlich erhöhen, allerdings müssen der Säure-Basen-Haushalt und der Blutzuckerspiegel besonders sorgfältig kontrolliert werden. Die Insulindosis muss während der Fastenzeit reduziert werden (auf circa ein Drittel der normalen Tagesdosis). Die Patienten nehmen regelmäßig Basenpulver zu sich.
- *Phytotherapie:*
  Ethno Health Blutzucker-Komplex
  - Wirkkomplex: Coprinus, Bockshornklee

  - Ziel: Ausgleich des Blutzuckerspiegels, Entgiftung, Versorgung mit Omega-3
  - Anwendung: Diabetes mellitus Typ 1 und Typ 2 (Altersdiabetes), erhöhter Blutzuckerspiegel
- *Spezielle Maßnahmen:* ab- und ausleitende Verfahren: unblutiges Schröpfen der Pankreasregion (nach Aschner). Homöopathie. Rezeptur Diabetes-Tee: Heidelbeerblätter, Bohnenhülsen, Geißraute, Kraut und Samen); Pfefferminzblätter. Zwei Esslöffel mit heißem Wasser überbrühen, 20 Minuten ziehen lassen, täglich drei- bis viermal eine Tasse.

Gicht (Hyperurikämie)

Psychosomatik: Bei einem akuten Gichtanfall ist ein Gelenk äußerst berührungsempfindlich, hoch schmerzhaft, stark gerötet und überwärmt. Hauptrisikofaktoren für einen Gichtanfall sind Alkoholkonsum und tiereiweißreiche Kost, besonders purinreiche Innereien. Aber auch im Ärger und der Ungeduld kann man die Ursache suchen. Wenn das Bedürfnis zu groß wurde, Macht über andere Menschen auszuüben, dominieren zu wollen.

Unterstützende integrale Maßnahmen:

- *Balneo- und Hydrotherapie:* Quarkauflagen, zwei- bis viermal täglich, je 15 - 20 Minuten, kühlende Alkoholumschläge
- *Ernährung:* Flüssigkeitsaufnahme von mindestens zwei

Liter stillem Mineralwasser täglich. Purinarme, laktovegetabile Ernährung, eventuell Gewichtsnormalisierung, Alkoholkarenz, basenorientierte Vollwertkost mit hohem pflanzlichem Anteil. Heilfasten, alternativ Entlastungskost, z. B. Kartoffel-Reis-Diät

- *Mikronährstoffe:* Vitamin C, täglich zwei- bis dreimal 1 g erhöht die Harnsäureausscheidung, Basentabs oder Basenpulver
- *Phytotherapie:* Ethno Health Darmkraft, Ethno Health Leberkraft
  Ausleitung über die Nieren: Hopfentee, Zinnkrauttee, Brennnesseltee
- *Spezielle Maßnahmen:* Aderlass bei erhöhtem Hämatokritwert, Cantharidenpflaster im Intervall bei Gichttophi, Blutegel über dem befallenen Gelenk
- Konstitutionelle Homöopathie: Mittelfindung nach den Regeln der klassischen Einzelmittelhomöopathie
- Symptomatische Homöopathie: nach symptombezogener Auswahl, z. B. Apis Mellifica C12, Colchicum C12, Formica Rufa C12, Ledum C12

Adipositas

Psychosomatik: Übergewicht ist fast bei der Hälfte aller Jugendlichen ein Thema. Häufig geht es um die Sehnsucht nach Liebe, Zuneigung und die Suche nach Schutz und Geborgenheit. Übergewicht ist oft ein Schutzpanzer, der Betroffene spürt über seinen Körper eine Verwurzelung mit der Erde. Stattdessen sollte man besser nach innerer Erdung und Verwurzelung streben. Auch als Schutzschicht gegenüber einer lieblosen Umwelt kann Adipositas betrachtet werden, in die man sich zurückzieht und damit seine Ruhe hat. Im Vordergrund steht die Lebensstiländerung durch regelmäßige Bewegung und die Veränderung der Ernährungsgewohnheiten.

Fragen

- Leitsatz: Ich brauche keine Schutzhülle, denn ich nehme mich so an, wie ich bin. Ich öffne mich für die Fülle des Lebens. Ich verschaffe mir anders Gewicht, bin wichtig statt übergewichtig. Lieber geistige Nahrung!

Unterstützende integrale Maßnahmen:

- *Entspannung-Präsenz-Atem:* Yoga und viel Bewegung an der frischen Luft in jeglicher Form
- *Balneo- und Hydrotherapie:* Wechselbäder, kalte Waschungen zur Anregung des Lymphflusses
- *Ernährung:* regelmäßige kleinere Mahlzeiten ohne Naschereien. Vitalstoffreiche Vollwerternährung, kalorienreduziert, faserstoffreich. Reduzierung süßer Getränke und Geschmacksverstärker sowie der Zuckeraustauschstoffe, da diese appetitanregend wirken. Heilfasten oder Entlastungskost. Wichtiger als die schnelle Gewichtsreduktion ist die Ausbildung einer neuen normalen Ernäh-

rungsgewohnheit, die nach vollwertigen und kalorienorientierten Gesichtspunkten mit niedrigem glykämischen Index auch sättigt.

- *Mikronährstoffe:* Resveratrol
- *Bewegung und Sport:* regelmäßige körperliche Aktivität (Schwimmen, Radfahren, Walking, Yoga, Ausgleichsgymnastik, Ausdauersportarten). Bei Kindern und Jugendlichen regelmäßige körperliche Betätigung an der frischen Luft (Radfahren, Ballspiele, Schwimmen)
- *Akupunkturpunkte, Akupressur:* LG 20, KG 12, Ma 36, Ohrpunkt 82, Ohrpunkt 84
- *Phytotherapie:*
  Ethno Health Leberkraft
  - Wirkkomplex: Wermut, Silymarin
  - Ziel: Optimierung und Entschlackung des Stoffwechsels, Stärkung der Leberfunktion
  - Anwendung: Entgiftung und Entschlackung bei toxischen Belastungen, Leberreinigung und Stärkung bei Leberfunktionsstörungen, Alkoholabusus, Leberzirrhose, Gallensteine, Gallengries, erhöhte Leberwerte, Hepatitis, chronische Verdauungsstörungen, Völlegefühl
- *Spezielle Maßnahmen:* konstitutionelle Homöopathie zur Anregung der Stoffwechselfunktion

Hyperlipidämie

Hyperlipidämie bezeichnet eine erhöhte Konzentration des

Cholesterins im Blut. Im Volksmund ist hier häufig von *Blutfettwerten* die Rede. Eine naturheilkundliche Behandlung ist bei nicht hereditärer Fettstoffwechselstörung und bei Einhaltung der Diätvorschriften bereits nach weniger als zwei Wochen erfolgreich.

Unterstützende integrale Maßnahmen:

- *Entspannung-Präsenz-Atem:* Yoga
- *Ernährung:* vollwertige Grunddiät mit mediterraner Ausrichtung und Modifikation der Fettträger (Nutzung pflanzlicher Fette). Heilfasten nach Buchinger. Bevorzugt mittelkettige und einfach bis mehrfach ungesättigte Fettsäuren verwenden und solche, die reich an Omega-3-Fettsäuren sind (zum Erhitzen sind Rapsöl oder Olivenöl geeignet, kalt sind Sonnenblumenöl, Distelöl, Maiskeimöl und Erdnussöl besser geeignet).
- *Mikronährstoffe:* Niacinamid
- *Bewegung und Sport:* regelmäßige körperliche Bewegung, mindestens 30 Minuten bei einem Puls von 100 - 110 / Minute; Walking, Schwimmen, Yoga, Gymnastik
- *Fasten und entgiften:* Einschränkung des Alkoholgenusses bei Triglyzeriderhöhung
- *Phytotherapie:* Ethno Health Cholesterin-Komplex, z. B. Aar gamma 300, täglich dreimal ein Dragee; Ardeycholan®, täglich dreimal eine Kapsel; Heilpflanzensaft Artischocke (Artischockenblütenknospen-Presssaft). Zimt 1 g (bis 6 g)

pro Tag senkt LDL-Cholesterin und Triglyzeride, z. B. 1 Teelöffel Zimt ins Müsli oder Yoghurt

Schilddrüsenüberfunktion (Hyperthyreose)

Initial besteht häufig bei einer Hashimoto-Thyreoiditis eine Hyperthyreose. Neben lokalen Entzündungszeichen können weitere Beschwerden auftreten wie Herzrasen, Diarrhö, Hitzeempfinden, Gewichtsverlust und Schlaflosigkeit.

Unterstützende integrale Maßnahmen:

- *Balneo- und Hydrotherapie:* Lehmhalswickel nach Felke: Lehm kalt und fingerdick auf ein 10 mal 60 Zentimeter großes Tuch, 1 Stunde belassen, ein- bis zweimal täglich. Kohlwickel mit Weißkohl- oder Wirsingkohlblättern über Nacht. Kalte Halswickel, z. B. Quarkwickel für circa 45 Minuten ein- bis zweimal täglich
- *Ernährung:* vollwertige Grunddiät mit reichlich frischem Obst und Gemüse, Vollkornprodukten, Hülsenfrüchten und mageren Milchprodukten. Daneben auch Seefisch und geringe Mengen an Fleisch und Eiern
- *Mikronährstoffe:* NA-Selenit 50 bis 200 g
- *Phytotherapie:* Wolfstrappkraut bei Überfunktion (Thyreologes)
- *Spezielle Maßnahmen:* Neuraltherapie: Injektionen von Procain an die Pole beider Schilddrüsenlappen

Hashimoto

Bei dieser über Jahre verlaufenden schmerzlosen Entzündung der Schilddrüse mit partieller oder vollständiger Zerstörung des Schilddrüsengewebes werden Antikörper gegen schilddrüsenspezifische Antigene gebildet. Es basiert auf einem Autoimmungeschehen.

- *Ernährung:* ausgewogene und mikronährstoffreiche Vollwerternährung mit reichlich frischem Obst und Gemüse, Vollkornprodukten, Kartoffeln, Hülsenfrüchten sowie mageren Milchprodukten, Seefisch und geringen Mengen an Fleisch und Eiern
- *Mikronährstoffe:* Selen, Vitamin B12, Vitamin C, Vitamin E, Carotinoid-Komplex, Niacinamid, Coenzym Q10, Zink, Kupfer, Omega-3-Fettsäuren

Schilddrüsenunterfunktion (Hypothyreose)

Psychosomatik: Wenn man einen *dicken Hals* hat, dann bedeutet das sinnbildlich, dass man sich ärgert, über sich oder über andere. Bei einer Schilddrüsenunterfunktion können fehlende Leidenschaft und Genuss Ursache sein. Eine Hypothyreose kann auch als Folge einer Hashimoto-Thyreose entstehen, es muss eine Substitution mit L-Thyroxin erfolgen. Als Folge eines Jodmangels ist eine naturheilkundliche Therapie möglich.

- Leitsatz: Ich nehme meine Bedürfnisse und Wünsche ernst. Jetzt komme ich dran.

Unterstützende integrale Maßnahmen:

- *Ernährung:* Vollwertige Grunddiät mit zwei- bis dreimal pro Woche Seefisch bzw. Meeresfrüchten oder Algen
- *Mikronährstoffe:* Vitamin A, Vitamin B2, Niacin, B6, Jodid, Zink-Ionen, Na-Selenit
- *Phytotherapie:*
  Ethno Health Algenkraft
  - Wirkkomplex: Spirulina, Afa
  - Ziel: Detox, gute Verdauung, B12-Versorgung
  - Anwendung: Blockaden durch toxische Belastungen und Vergiftungen, Schwermetallvergiftung, Lebensmittelvergiftung, Amalgamsanierung, Verdauungsbeschwerden, Völlegefühl, Colitis ulcerosa, Morbus Crohn, chronische Reizzustände in Magen und Darm, allgemeines Schwächegefühl, Schilddrüsenunterfunktion, Jodmangel, Vitamin-B12-Mangel. Wirkt stärkend bei der Behandlung chronischer Erkrankungen und akuter Infekte, unterstützt das Immunsystem von Kindern

  Herzgespannkraut
  Gegen Herzklopfen und Schlafstörungen
- *Spezielle Maßnahmen:* Neuraltherapie: Injektionen von Procain an die Pole beider Schilddrüsenlappen

Nahrungsmittelunverträglichkeiten

Frage:

- Wobei dreht sich mir der Magen um?

Unterstützende integrale Maßnahmen:

- *Ernährung:* Die für die Allergie verantwortlichen Lebensmittel bzw. Substanzen sollten durch Heilfasten und der sich anschließenden vollwertigen Grunddiät erkannt und anschließend eliminiert werden. Heilfasten nach Buchinger. Entlastungskost, z. B. Kartoffeln und Reis als Basiskost mit wenigen Nahrungsmitteln. Kostaufbau als allergenarme Suchkost, im Abstand von zwei Tagen sollte je ein weiteres Lebensmittel zugefügt werden. F. X. Mayr-Kur. Frischkost-Therapie (Rohkost) unter Vermeidung der Allergene über mindestens sechs Wochen. Systematischer Kostaufbau mit vitalstoffreicher vollwertiger Ernährung. Stabilisierung des Darmmilieus, der Darmflora.
- *Fasten und entgiften:* Heilfasten nach Buchinger
- *Phytotherapie:*

  Ethno Health Pilzkraft
  - Wirkkomplex: Raupenpilz
  - Ziel: Stärkung des Immunsystems, Erhöhung der Vitalität
  - Anwendung: Immunschwäche, Fettstoffwechselstörung, Infekte, Osteoporose, Rheuma, Herz-Kreislauf-Erkrankungen, lebensbedrohliche Erkrankungen. Wirkt aufbauend, stärkend und harmonisierend bei körperlicher Erschöpfung.

  Ethno Health Wurzel-Komplex
  - Wirkkomplex: Angelikawurzel, Tragantwurzel

- Ziel: Stärkung von Lebenskraft und Leistungsfähigkeit, Erhöhung von Standfestigkeit und Selbstbewusstsein
- Anwendung: Burnout, körperliche und psychische Schwächezustände, generalisierte Erschöpfung, Schlafstörungen, Müdigkeit, innere Rastlosigkeit, depressive Grundstimmung, Antriebslosigkeit, Alterungsstörungen

Ethno Health Darmkraft

- Wirkkomplex: Lakto- und Bifidobakterien.
- Ziel: Aufbau einer gesunden Darmflora, Stabilisierung der Schleimhaut, Stärkung des Mikrobion, Regulierung der Darmfunktion
- Anwendung: Blähungen, Meteorismus, Colitis ulcerosa, Morbus Crohn, Divertikulose, chronische Durchfallerkrankungen, akuter Durchfall, Verstopfung. Unterstützt die Darmsanierung und den Aufbau der Darmflora nach Antibiotika- oder Chemotherapie, bei Dysbiose und Fehlbesiedlung.

Vergiftungen, Schwermetallbelastungen

Autoabgase, Bleiwasserleitungen, Zigaretten, Amalgam-Zahnfüllungen und anderes mehr können sich in Knochen, Nieren, der Leber oder im zentralen Nervensystem absetzen und zu Kopfschmerzen, Konzentrationsmangel, Appetitlosigkeit bis hin zu Organschäden führen.

Unterstützende integrale Maßnahmen:

- *Entspannung-Präsenz-Atem:* Sauna fördert die Ausscheidung von Umweltgiften über die Haut.
- *Ernährung:* Ausgewogene ballaststoffreiche Mischkost unter Berücksichtigung von Nahrungsmittelintoleranzen. Innereien, Fertiggerichte, Konserven sowie Autoabgasen ausgesetztes Obst und Gemüse können belastet sein.
- *Bewegung und Sport:* Regelmäßige körperliche Aktivität stärkt die Entgiftungskapazität des Organismus.
- *Fasten und entgiften:* Verzicht auf Alkohol und Nikotin. Ausreichend Flüssigkeit, zwei Liter stilles Mineralwasser pro Tag
- *Phytotherapie:*
  Ethno Health Algenkraft
  - Wirkkomplex: Spirulina, Afa
  - Ziel: Detox, gute Verdauung, B12-Versorgung
  - Anwendung: Blockaden durch toxische Belastungen und Vergiftungen, Schwermetallvergiftung, Lebensmittelvergiftung, Amalgamsanierung, Verdauungsbeschwerden, Völlegefühl, Colitis ulcerosa, Morbus Crohn, chronische Reizzustände in Magen und Darm, allgemeines Schwächegefühl, Schilddrüsenunterfunktion, Jodmangel, Vitamin-B12-Mangel. Wirkt stärkend bei der Behandlung chronischer Erkrankungen und akuter Infekte, unterstützt das Immunsystem von Kindern.

Ethno Health Darmkraft

- Wirkkomplex: Lakto- und Bifidobakterien
- Ziel: Aufbau einer gesunden Darmflora, Stabilisierung der Schleimhaut, Stärkung des Mikrobion, Regulierung der Darmfunktion
- Anwendung: Blähungen, Meteorismus, Colitis ulcerosa, Morbus Crohn, Divertikulose, chronische Durchfallerkrankungen, akuter Durchfall, Verstopfung. Unterstützt die Darmsanierung und den Aufbau der Darmflora nach Antibiotika- oder Chemotherapie, bei Dysbiose und Fehlbesiedelung.

Erkrankungen des Bewegungsapparates

Degenerative Gelenkerkrankungen

Psychosomatik: Gelenkschmerzen und -versteifungen deuten auf eine Erstarrung der inneren Haltung hin. Die natürliche Lebendigkeit ist dem Leben abhandengekommen. Therapieziele sind Schmerzreduktion, Entzündungshemmung, Kontrakturprophylaxe, Verbesserung der muskulären Gelenkführung, Vermeidung gelenkbelastender Verhaltensweisen, Besserung von Gangbild und gestörter Beweglichkeit, Regulierung von Muskelspannung, Stoffwechsel und Durchblutung. Bei aktivierter Arthrose wird in der Regel Kältetherapie und bei nicht aktivierter Arthrose Wärmetherapie empfohlen.

- Leitsatz: Möge ich frei und leicht, beschwingt und beweglich durch den Tag gehen.

Unterstützende integrale Maßnahmen:

- *Entspannung-Präsenz-Atem:*
    1. *Aktivierte Arthrose*: Lagerung in Gelenk-Null-Stellung, kurzfristige Ruhe, keine aktive Krankengymnastik bzw. Bewegungstherapie, so früh wie möglich mit isometrischen Anspannungsübungen beginnen.
    2. *Nicht aktivierte Arthrose*: Bewegungstherapie im Initialstadium: Verbesserung der muskulären Gelenkführung, Vermeidung gelenkbelastender Verhaltensweisen sowie Ökonomisierung des Gangbildes durch Dehntechniken, aktive Kräftigungsübungen zur Beseitigung der muskulären Dysbalancen, Gehtraining auf dem Laufband.
    3. *Manifeste Form der Arthrose*: krankengymnastische Behandlung des osteogenen Schmerzes mit dosierten Übungen unter Teilbelastung (z. B. Schlingentisch, Bewegungsbad) und unter Ausnutzung der vollen Gelenkbeweglichkeit (u. a. dosierte rhythmische, axiale Be- und Entlastung als Pumpfunktion zur Förderung des synovialen Stoffaustauschs). Manualtherapeutische Anwendungen gegen zunehmende kapsuläre Kontraktur durch Dehntechniken, muskuläre Kräftigungsübungen, apparative Traktionen

in Gelenkmittelstellung und ergänzend analgetische Kryotherapie
4. *Nicht aktivierte Arthrose*: klassische Massagetherapie, periartikulär, auflockernd in verspannten Muskelketten, später gegebenenfalls Bindegewebsmassage und Trockenbürstungen

- *Balneo- und Hydrotherapie:*
  1. *Aktivierte Arthrose*: Kryotherapie (kalte Auflagen, Wickel, Eisbeutel, Retterspitz, Moor, Quark); bei empfindlicher Haut feucht-kalte Umschläge
  2. *Nicht aktivierte Arthrose*: Wärmetherapie (Heublumensäcke, Moor, Fango, Sandbäder bei Fingerpolyarthrosen, Moorbreibäder, Bäder mit Kräuterzusätzen wie Heublumen, Fichtennadeln, Solebäder). Balneotherapie (Bewegungsübungen in natürlichen Heilquellen: Thermen, NaCl- und Solewasser, Schwefelwasser, Radonwasser oder im Moorbad)
- *Ernährung:* sieben bis zehn Tage Heilfasten, danach Ernährungsumstellung auf basenreiche, laktovegetabile vollwertige Grunddiät. Gewichtsreduktion
- *Mikronährstoffe:* Vitamin E, Vitamin C, Vitamin D, Selen, Mangan, Zink und Omega-3-Fettsäuren

- *Phytotherapie:*
  Ethno Health Gelenkkraft
  - Wirkkomplex: MSM
  - Ziel: Bewegliche Gelenke, Knorpelaufbau, leistungsfähige Muskulatur
  - Anwendung: Arthrose, Abnutzung und Verschleiß in Knie und Hüftgelenken, Bandscheibenschaden, Muskelschwäche, Osteoporose, Osteochondrose, Osteomalazie, Rheuma
- *Spezielle Maßnahmen:* Langzeit-Enzym-Therapie über mehrere Monate

Rückenschmerzen, Ischialgie, Hexenschuss

Häufig ist es die Lendenwirbelsäule, die Schmerzen bereitet.

Unterstützende integrale Maßnahmen:

- *Entspannung-Präsenz-Atem:*
  1. *Bewegungstherapie*: Aufbau der Übungstherapie auf neurophysiologischer Grundlage sowie Bewegungstherapie im warmen Wasser: Extensionen, Schlingengeräte, später medizinische Trainingstherapie an entsprechenden Geräten sowie selbstständige Übungen auch im Bewegungsbad unter Anleitung. Rhythmische Gymnastik, Rückenschule und Entspannungstraining, Hockergymnastik, Bewegungsübungen in Bauchlage, Gangschule, Rückenschule, Medizinball.

2. *Massagetherapie*: Zu Beginn vorsichtige klassische Massagen, Periost- und Bindegewebsmassagen und Unterwasserdruckstrahlmassagen.
3. *Manuelle Therapie*: Chirotherapeutische oder osteopathische Behandlung zur Schmerzlinderung oder Erreichen der Beschwerdefreiheit. Radiologische Untersuchung, um gegebenenfalls einen akuten Bandscheibenprolaps, Metastasen oder andere Tumore auszuschließen. Chirotherapeutische Grifftechniken (Mobilisation, Manipulation) bei Wirbelsäulenbeschwerden, die durch Blockierung einzelner Wirbel- und der Iliosakralgelenke bedingt sind. Radikulärsyndrom: Lagerung mit optimaler Wirbelsäulenstellung, hubfreie Wirbelsäulenmobilisation, Schlingentisch, Extensionsbehandlung. Bestmögliche Schulung von Haltung und Bewegung, z. B. Wirbelsäulen-Gymnastik, Kräftigung der Bauchmuskulatur, Rückenschule.

- *Balneo- und Hydrotherapie:* bei akutem Schmerzsyndrom Kryotherapie in Form von Eispackungen, Kaltluft- gegebenenfalls Ganzkörpertherapie bis –110 °C (Kältekammer). Später Wärmetherapie in Form von heißen Heublumensäcken oder Peloidpackungen (Fango, Moor), Moorbreibäder, heiße Rückenblitzgüsse, Sole- oder Kräuterbäder mit Heublumen, Kalmus, Fichtennadeln sowie Schwefelbäder.

  Bei subakutem Schmerzsyndrom Wärmebehandlungen,

z. B. heiße Auflagen, Heusack, warme Vollbäder, gegebenenfalls mit Badezusätzen und Ingwerwickel.

- *Ernährung:* vollwertige Grunddiät, überwiegend laktovegetabil (fleischarm). Bei Übergewicht sollte eine kalorienreduzierte Kost eingehalten werden.
- *Mikronährstoffe:* Basentabs pH-balance Pascoe®, Dasym-Pascoe®.
- *Akupunkturpunkte, Akupressur:* Blasenpunkte und Schmerzpunktakupressur
- *Phytotherapie:* Zur Anwendung kommen schmerzlindernde und entzündungshemmende Pflanzen, z. B. *Ethno Health Weidenkraft,* Weidenrinde, Kombinationspräparat aus Goldrutenkraut / Eschenrinde / Zitterpappelrinde / -blätter, Teufelskrallenwurzelextrakte zur längerfristigen Einnahme.
- *Spezielle Maßnahmen:* ab- und ausleitende Verfahren, wie Schröpfen, Cantharidenpflaster, Baunscheidtierungen. Neuraltherapie, z. B. Wurzelblockaden nach Reischauer, tiefe paravertebrale Injektionen, Segmenttherapie (Quaddeln). Elektro- und Ultraschalltherapie, z. B. galvanische Längsdurchflutung, Stangerbad

Zervikale und zervikobrachiale Schmerzsyndrome

Unterstützende integrale Maßnahmen:

- *Entspannung-Präsenz-Atem:* Entspannungsübungen, z. B. Autogenes Training und gegebenenfalls Psychotherapie. Korrekte Lagerung, vor allem gut anschmiegendes Kopfkissen, z. B. trägt Wollkugelfüllung zur Schmerzlinderung bei. Milde klassische Massagen, Bindegewebsmassagen.

- *Balneo- und Hydrotherapie:* In fast allen Fällen führt Wärme zur Reduktion der Beschwerden: Peloiden (Moorpackungen, Moorbreibäder, Fango), Rotlicht, Heizkissen, Wärmflasche, Kirschkernkissen. Vollbäder mit Kräuterextrakten (Heublumen, Fichtennadeln), Moorschwebstoff sowie Schwefelbäder zur Muskelentspannung, Durchblutungsförderung und Schmerzlinderung. Warmbäder mit entspannenden oder hyperämisierenden Zusätzen (Fichtennadelöl, Rosmarinöl), feucht-warme Wickel im Arm- und Schulterbereich.
- *Ernährung:* Basenreiche Ernährung durch vollwertige Grunddiät.
- *Mikronährstoffe:* Vitamin E, bei nervaler Begleitsymptomatik zusätzlich Vitamin B1, B6, B12, Dasym-Pascoe®
- *Bewegung und Sport:* Vorsichtig aufbauende krankengymnastische Übungstherapie mit auflockerndem Charakter, zunächst im Bewegungsbad, dann auch im Trockenen unter physiotherapeutischer Anleitung. Vorsichtige Schlingentischtherapie, Entspannungsübungen, Haltungskorrektur. Nach Besserung der Beschwerden und Stabilisierung milde krankengymnastische und selbstständige Übungen im Bewegungsbad.

- *Phytotherapie:* Ethno Health Cythula 12, Ethno Health Gelenkkraft
  Ethno Health Weidenkraft
  - Wirkkomplex: Silberweidenrinden-Extrakt
  - Ziel: Schmerzlösung, Entkrampfung, freie Beweglichkeit
  - Anwendung: Migräne, Spannungskopfschmerzen, Rückenschmerzen, Gelenkschmerzen, Entzündungen, Erkältung mit Fieber, Zahnschmerzen, Arthrose, Rheuma
- *Spezielle Maßnahmen:* Manuelle Therapie, Osteopathie. Ab- und ausleitende Verfahren, z. B. Schröpfen, Cantharidenpflaster, Baunscheidtierungen. Neuraltherapie, Elektro- und Ultraschalltherapie: Rotlicht auf Nacken-Schulterbereich, Stangerbad, galvanische Längsdurchflutung, Ultrareizstrom, Interferenzstrom, TENS, Kurzwelle.

Periarthropathia humero-scapulais (PHS)

Schulterschmerzen haben meist keine arthrogenen, sondern muskuläre Hintergründe. Oft ist die Rotatorenmanschette das Problem. Therapieziele sind Schmerzlinderung, Verbesserung der Beweglichkeit, Steigerung der Muskelkraft.

Unterstützende integrale Maßnahmen:

- *Entspannung-Präsenz-Atem:* klassische Massagen, Unterwasserdruckstrahlmassage, manuelle Lymphdrainage.

- *Balneo- und Hydrotherapie:* Im akuten Stadium vorübergehende Ruhigstellung für wenige Tage. Anfangs Kälteanwendungen, später Ultraschalltherapie, heißer Heublumensack oder Peloidpackungen (Moor, Fango), heiße Rücken- und Schulterblitzgüsse zur Durchblutungsförderung und Schmerzlinderung. Subakute Periarthropathie-Syndrome erfordern kalte Wickel, die kühl aufgelegt und bis zur Erwärmung belassen werden und Umschläge mit Retterspitz, äußerlich.
- *Bewegung und Sport:* Zeitnah sollte mit isometrischen Anspannungsübungen begonnen werden. Übungen im warmen Wasser, Lockerung und Dehnungsübungen, auch PNF-Techniken zur Normalisierung des Muskeltonus, Kräftigung der Muskulatur, Schlingengerät, Haltungserziehung, ergänzend Ergotherapie
- *Phytotherapie:* Ethno Health Cythula 12, Ethno Health Gelenkkraft, Arnika, Beinwellsalbe
- *Spezielle Maßnahmen:* ab- und ausleitende Verfahren, Cantharidenpflaster, Baunscheidtierungen. Neuraltherapie. Elektro- und Ultraschalltherapie. Enzymtherapie

Weichteilrheumatismus

Unterstützende integrale Maßnahmen:

- *Entspannung-Präsenz-Atem:* klassische Massage, Periostbehandlung an den Schmerzpunkten, Bindegewebsmassage

- *Balneo- und Hydrotherapie:* Im akuten Stadium Kryotherapie in Form von Eispackungen, Kaltluft und gegebenenfalls Ganzkörperkältetherapie (Kältekammer). Örtliche Wärmetherapie mit Heublumensackapplikationen, Peloidtherapie (Moor, Fango)
  Nachfolgend Aufbau der Hydrotherapie bis zu gezielten Blitzgüssen. Bäder mit Kräuterzusätzen (Heublumen, Wacholder, Rosmarin, Moorschwefelstoff, Kneipp-Rheuma-Bad), Sauna, Senfmehlsamenumschläge oder Weißkohlblätterauflagen, eventuell Infrarot-Hyperthermie als Umstimmungsmaßnahme
- *Ernährung:* basenreiche, laktovegetabile Grunddiät.
- *Mikronährstoffe:* Vitamin D, B6 und B12, Folsäure, Magnesium, Basentabs pH-Balance Pascoe
- *Bewegung und Sport:* Gymnastik im Wasser oder auf dem Trockenen, anfangs unter physiotherapeutischer Anleitung, später selbstständig und auch in der Gruppe. Gehen, wandern, Rad fahren, tanzen, schwimmen
- *Phytotherapie:* Ethno Health Cythula 12, Ethno Health Gelenkkraft. Einreibungen mit Kampfer, Eukalyptusöl, Fichtennadelöl, Kiefernadelöl, Minzöl wirken beschwerdelindernd. Zur inneren Anwendung eignen sich Zubereitungen aus Weidenrinde und bei depressiver Verstimmung Johanniskraut.
- *Spezielle Maßnahmen:* ab- und ausleitende Verfahren (Trockenschröpfen oder Schröpfkopfmassage, Canthariden-

pflaster, Baunscheidtierungen). Neuraltherapie (Injektionen an die muskulären Triggerpunkte, Facettengelenksinfiltration, sogenannte Flohleiter entlang der Wirbelsäule), Störfeldabklärung, Elektro- und Ultraschalltherapie (Hochfrequenztherapie, nieder- und mittelfrequente Ströme)

Frakturen, Sportverletzungen (LFN)

Unterstützende integrale Maßnahmen:

- *Entspannung-Präsenz-Atem:* eventuell Lymphdrainage
- *Balneo- und Hydrotherapie:* Ruhigstellung und Hochlagerung mit Quark- oder Retterspitzauflagen
- *Mikronährstoffe:* Vitamin C, Vitamin E, Selen, Zink
- *Phytotherapie:*
  - Innere Anwendung (Schmerztherapie mit Phytodolor®: Kombipräparat aus Eschen- und Zitterpappelrinde / -blätter und Goldrutenkraut), eventuell in Kombination mit Weidenrindenextrakt
  - Topische Anwendung, stumpfe Verletzungen: Umschläge mit Arnika oder Beinwellzubereitungen, Kombination von antiphlogistisch und hyperämisierend wirkenden ätherischen Ölen und Campher, Umschläge mit Calendula-Tinktur
- *Spezielle Maßnahmen:* ordnungstherapeutische Schmerzbehandlung, Ayur-Yoga

Chronische Polyarthritis oder rheumatoide Arthritis

Psychosomatik: Neben Verschleiß ist Unbeweglichkeit und mangelnde Flexibilität das Thema. Raus aus alten Schuhen und rein in das Wagnis neuer Gedanken.

Unterstützende integrale Maßnahmen:

- *Entspannung-Präsenz-Atem:* Atem- und Entspannungsübungen, Autogenes Training, Progressive Muskelentspannung, Gespräche zur Krankheitsbewältigung
  - Stadium I: Manuelle Lymphdrainage der erkrankten und gesunden Extremität, klassische Massage, Bindegewebsmassage
  - Stadium II: Klassische Massage oder Bindegewebsmassage, nicht an der befallenen Extremität, Periostbehandlung, Lymphdrainage
  - Stadium III: klassische Massage, Bindegewebsmassage, Periostbehandlung bei Schmerzzuständen sowie Unterwasserdruckmassage, Lymphdrainage
- *Balneo- und Hydrotherapie:*
  - Stadium I: Kälteanwendungen als analgenetische Therapie durch milde Kühlung mit langsamem Abkühleffekt über 24 Stunden, Umschläge mit Wasser, gegebenenfalls auch Kaltluft. Quark und nicht zu kaltes Moor sind hautschonend. Temperaturabsteigende Bäder, beginnend mit der gesunden Extremität hin zur betroffenen (35 - 25 °C, zehn bis fünfzehn Minuten). CO_2–Teilbäder (30 - 32 °C)

- Stadium II: CO_2–Wasserbäder, mild-warme Vollbäder mit Sole oder Heublumenextrakt, Heublumenwickel.
- Stadium III: Aufbauende Kneipp-Hydrotherapie in Form von Waschungen, Teilgüssen, Blitzgüssen im Segment und Kräuterbäder: temperaturansteigende Teilbäder (35 - 39 °C, zehn bis fünfzehn Minuten). CO_2–Wasserbäder, warme Heublumensäcke, Peloidpackungen (Fango, Moor), segmental und lokal

- *Ernährung:* vollwertige Grunddiät, reich an Vitaminen und Mineralstoffen
- *Bewegung und Sport:*
  - Stadium I: Optimale schmerzarme Hochlagerung, krankengymnastische Behandlung so früh wie möglich. Aktives und passives Bewegen der betroffenen Extremität in allen Gelenken, z. B. durch PNF. Sehr vorsichtige, aktive Bewegungsübungen strikt unterhalb der Schmerzgrenze und isometrische Anspannungsübungen, schonend, aber häufig
  - Stadium II: Auf dem Trockenen und im Bewegungsbad bis zur Schmerzgrenze, nicht die betroffene Extremität behandeln, vielmehr muss der ganze Körper bewegt werden. Bevorzugte physiotherapeutische Technik ist die propriorezeptive neuromuskuläre Stimulation (PNF), die ohne direkte Einwirkung auf das betroffene Gelenk eine Verbesserung der Funktion erzielt. Ergotherapie

- Stadium III: Remobilisierung durch assistiertes und aktives Bewegungs- und Muskeltraining, Dehnübungen und manuelle Techniken zur Gelenkmobilisation. PNF oder funktionelles Training nach Brügger. Ergotherapie, intensive Schulung von Fein- und Grobmotorik sowie der Gelenkbeweglichkeit und leichte Tätigkeiten gegen langsam gesteigerten Widerstand.

- *Phytotherapie:* Ethno Health Cythula 12, Ethno Health Gelenkkraft, Ethno Health Weidenkraft, Ethno Health Inflam-Komplex
  Ethno Health Gelenkkraft
  - Wirkkomplex: Methyl Sulfonyl Methan (MSM)
  - Ziel: bewegliche Gelenke, Knorpelaufbau, leistungsfähige Muskulatur
  - Anwendung: Arthrose, Abnutzung und Verschleiß in Knie und Hüftgelenken, Bandscheibenschaden, Muskelschwäche, Osteoporose, Osteochondrose, Osteomalazie, Rheuma

Morbus Bechterew (Spondylitis ankylosans)

Die Krankheit beginnt meist zwischen dem 20. und 40. Lebensjahr, einer richtungsweisenden Zeit in Sachen Berufs- und Familienplanung. Die Betroffenen haben daher neben den körperlichen Symptomen oft erhebliche psychische Belastungen.

Unterstützende integrale Maßnahmen:

- *Entspannung-Präsenz-Atem:*
  - Bei akutem, subakutem Schub Massagetherapie (Lymphdrainage, Traktion bei großen Gelenken, klassische Massage, Bindegewebsmassage, korrekte Lagerung)
  - Bei chronischem Verlauf Atemgymnastik zur Verbesserung der Beweglichkeit des Thorax und der Wirbelsäule, klassische Massagen, Bindegewebsmassagen, Unterwassermassage
- *Balneo- und Hydrotherapie:* Wärmetherapie zur Durchblutungsförderung und Schmerzlinderung (Fango, Heublumensack, Packungen oder feuchtwarme Gelenkwickel, Hyperthermiebehandlung, Überwärmungsbäder, Infrarot-Ganzkörper-Hyperthermie).
  - Bei akutem, subakutem Schub Kälte zur Schmerzreduktion (Kältekammer, Kaltluft, Eiskompressen, Wickel, Peloide, Quark)
  - Bei chronischem Verlauf Wärmetherapie (Moor, Heupackungen, Ultraschall, Kurzwelle, Heißluft). Ganzkörperkältetherapie (Kältekammer), Eiskompressen, Kaltluft, Peloide zur Analgensierung, Muskeldurchblutungsförderung, gegebenenfalls Entzündungshemmung. Bewegungsbäder, Radonbäder, Heublumenbäder

- *Ernährung:* fünf bis sieben Tage Heilfasten, danach Ernährungsumstellung auf Roh-, Frischkost bzw. auf basenreiche, laktovegetabile Grunddiät mit Rohkostwochen
- *Mikronährstoffe:* Vitamin E, Enzymtherapie mit Wobenzym
- *Bewegung und Sport:* bei akutem bzw. subakutem Schub Bewegungstherapie (Krankengymnastik, manuelle Therapie, Traktion, Dehnübungen)
  - Bei chronischem Verlauf Bewegungstherapie (Krankengymnastik mit und ohne Gerät, Besserung der gestörten Muskelfunktion, Stabilisierung der Gelenke, Vermeidung von Kontrakturen), Aqua-Jogging
  - Bei inaktivem Stadium Bewegungstherapie (Einzelbewegungstherapie, Mobilisierung der Wirbelsäule, Hüft- und Schulterregion)
- *Phytotherapie:* Inflam-Komplex, Ethno Health Cythula 12, Ethno Health Gelenkkraft
- *Spezielle Maßnahmen:* Osteopathie, Ergotherapie, Sporttherapie. Ab- und ausleitende Verfahren: Schröpfen, bei inaktivem Stadium Baunscheidt-Verfahren, Cantharidenpflaster, Neuraltherapie bei Quaddeln und akutem Stadium. Lokale Glukokortikoide, später Infiltration der Iliosakralgelenke und des lumbosakralen Bandapparates, Elektro- und Ultraschalltherapie bei akutem bzw. subakutem Schub zur Reduktion von Schmerz und Schwellung. Stangerbäder, Interferenzstrom, diadynamische Ströme, Phonophorese, TENS, Ultraschall, Kurzwelle. Bei chro-

nischem Verlauf Stangerbäder, Interferenzstrom, diadynamische Ströme, Ultraschall, Kurzwelle, Heißluft.

Osteoporose

Unterstützende integrale Maßnahmen:

- *Entspannung-Präsenz-Atem:* Atemgymnastik, vorsichtige klassische Massage, Saugwellenmassage, Bindegewebsmassage, milde Unterwasserdruckstrahlmassage.
- *Balneo- und Hydrotherapie:* Kneipp-Hydrotherapie, Teilwaschungen, Teilgüsse, Arm- oder Fußbäder, Vollbäder mit Kräuterextrakten von Heublumen und Fichtennadeln, Kryotherapie bei akutem Schmerzereignis (Packungen, Kaltluft), Wärmetherapie (Peloide, Moor), Sole, Bewegungsbad, Wärmebehandlung zur Förderung der Durchblutung im Rücken, heiße Rolle, Heublumensack, Rosmarinbäder, feucht-warme Rumpfwickel, Schiele-Fußbad
- *Ernährung:* Auf ausreichende Vitamin-D-Versorgung achten! Lieferant ist zum einen die Sonne, zum anderen Lebensmittel, z. B. fettreiche Fische, wie Makrele, Lachs oder Hering, Weizenkeimöl, Innereien, Avocados, Eier, Pilze; Kalzium (½ Liter Milch oder andere Milchprodukte, Gemüse, Kartoffeln, kalziumreiche Mineralwässer), vollwertige Grunddiät.
- *Mikronährstoffe:* Calcivitan® Pascoe Vital, Kalzium, Magnesium, Vitamin D, Vitamin C, Vitamin B und Folsäure.

- *Bewegung und Sport:* Haltungsschule bzw. Haltungskorrektur, vorsichtige Anspannungsübungen der Bauch- und Rückenmuskulatur, später selbstständige Atmungs- und Sturzprophylaxe, Schwimmen, Walking, leichter Ballsport, Training von Kraft und Balance, Krafttraining (Hanteln, Schwingstab)
- *Fasten und entgiften:* möglichst Verzicht auf Alkohol, Nikotin, Koffein, Zucker, Eiweiß, Salz, Phosphat und Fette
- *Phytotherapie:* Ethno Health Cythula 12, Ethno Health Gelenkkraft, Ethno Health Weidenkraft. Topische Anwendung: Einreibungen mit hyperämisierenden ätherischen Ölen oder Campherspiritus wirken schmerzlindernd. Innere Anwendung: Weidenrindenpräparate
- *Spezielle Maßnahmen:* Täglich 30 Minuten in der Sonne aufhalten. Ab- und ausleitende Verfahren: Schröpfen, Baunscheidtieren. Elektro- und Ultraschalltherapie: Kurz-, Mikro- und Dezimeterwellen. Ultraschall, diadynamische Ströme, stabile Galvanisation, Stanger-Bäder

Urologische Erkrankungen

Akuter und chronischer Harnwegsinfekt, Reizblase

Unterstützende integrale Maßnahmen:

- *Entspannung-Präsenz-Atem:* Entspannungsverfahren, Atmungstherapien. Unteren Körperbereich keinen Kältereizen aussetzen, Hände und Füße warm und trocken halten, vollständige Blasenentleerung anstreben. Sexualhygiene, Sauna. Bindegewebs-, Segment- oder klassische Massage

- *Balneo- und Hydrotherapie:*
  - Bei akuter Zystitis temperaturansteigende Fußbäder von 35 - 40 °C (Lavendel-, Fichtennadel- oder Rosmarin-Kräuter-Öl), später Abhärtung durch Wechsel-Fußbäder oder Wechselkniegüsse. Sitzbäder mit Lavendel, Blasenkompresse mit Meerrettich oder Eukalyptusöl.
  - Bei chronischer Zystitits warme Füße und Unterbauch, Anregung der Durchblutung. Ansteigende Fußbäder 36 - 42 °C, Moorpackungen auf dem Unterbauch oder im Sakralbereich, temperaturansteigende Sitz- oder Halbbäder, Überwärmungsbäder (Moorlaugen- oder Moorschwefelbäder), ansteigende Bäder, wechselwarme Waschungen, Abhärtung durch Sauna, Tautreten, Wassertreten, kalte Güsse, kaltes Armbad, Trockenbürstungen, Aufenthalt an Nord- oder Ostsee oder im Hochgebirge
- *Ernährung:* Salzarme vollwertige Grunddiät, mild gewürzt und leicht verdaulich. Eventuell Heilfasten, erhöhte Trinkmenge dient dem Spüleffekt. Einschränkung von Kaffee, Schwarztee, Alkohol und stark kohlesäurehaltigen Getränken. Verstärkte Flüssigkeitszufuhr (zwei Liter pro Tag), Nieren und Blasentee

- *Mikronährstoffe:* Aronia Pascoe
- *Bewegung und Sport:* rhythmische Gymnastik, leichter Sport und kräftigendes Training des Beckenbodens
- *Akupunkturpunkte, Akupressur:* Bl 23, Bl 28, Ni 3, Ni 11, Ma 36, MP 6, MP 9, Le 2, KG 3, LG 3
- *Phytotherapie:* Ethno Health Rehmannia 6, Aquaretika (fördert die Ausscheidungsfunktion der Niere), Birkenblätter, Hauhechelwurzel, Orthosiphonblätter (= Katzenbartblätter), Goldrute und Schachtelhalmkraut. Tee (Goldruten-Tee, Kneipp Blasen-Nieren Tee), Schoenberger naturreiner Heilpflanzensaft Birke. Harndesinfizienzien: Bärentraubenblätter oder fixe Kombinationen mit Meerrettichwurzel oder Kapuzinerkresse, Angocin® Anti-Infekt, Presssäfte oder Tabletten, Kneipp 3-Kräuter plus Entwässerung Tabletten oder Carito Mono®.
- *Spezielle Maßnahmen:* Neuraltherapie Quaddeln mit Procain®. Mikrobiologische Therapie: Urovaxom zur Immunabwehr, Strovac, Mutaflor. Anthroposophie: Cantharis comp., Argentum nitricum comp., Argentum / Berberis comp., Eucalyptus 10 Prozent, Thuja comp., Berberis / Apis comp

Steinleiden (LFN)

Unterstützende integrale Maßnahmen:

- *Balneo- und Hydrotherapie:* warme Vollbäder (37 °C) bei kolikartigen Beschwerden

- *Ernährung:* Metaphylaxe, kontinuierliche Flüssigkeitszufuhr (zwei bis drei Liter täglich, vor allem abends und nachts), laktovegetabile, vollwertige Grunddiät (wenig tierische Eiweiße, wenig Zucker und Kochsalz), vitaminreiche, mediterrane regelmäßige Mahlzeiten
- *Bewegung und Sport:* Bei einem spontan abgangsfähigen Stein ist im kolikfreien Intervall Bewegung wichtig (Treppensteigen, Seilspringen).
- *Phytotherapie:* Canephron, Aquaretika (Birkenblätter, Heuhechelwurzel, Orthosiphonblätter, echtes Goldrutenkraut, Löwenzahnwurzel mit Kraut, Petersilienwurzel, Brennnesselkraut, Brennnesselblätter in Form von Tees). Ardeynephron, Schoenberger naturreiner Heilpflanzensaft Brennnessel im Wechsel mit Schoenberger naturreinem Heilpflanzensaft Zinnkraut

Inkontinenz (LFN)

Unterstützende integrale Maßnahmen:

- *Entspannung-Präsenz-Atem:* Entspannungsverfahren wie Progressive Muskelrelaxation nach Jacobsen, Autogenes Training und Relaxation Response, Atemtherapie
- *Balneo- und Hydrotherapie:* Warme bis heiße Sitzbäder (39 - 40 °C), Moorbäder, vaginale Moortamponaden, Kneipp-Anwendungen (warme ansteigende Fußbäder).
- *Ernährung:* Vollwertige Grunddiät, Abbau von Übergewicht.

- *Bewegung und Sport:* Krankengymnastik, Blasen- und Beckenbodentraining

Potenzstörungen (EH)

Unterstützende integrale Maßnahmen:

- *Akupunkturpunkte, Akupressur:* Bl 23, LG 4, Bl 18, Le 3, KG 4, KG 3
- *Phytotherapie:* Ethno Health Rezeptur Polygoni 7, Vielblütiger-Knöterich-Wurzelextrakt

Benigne Prostatahyperplasie (LFN, EH)

Unterstützende integrale Maßnahmen:

- *Entspannung-Präsenz-Atem:* Entspannungsverfahren. Bindegewebsmassage, Kolonbehandlung bei Obstipation
- *Balneo- und Hydrotherapie:* Ansteigende Fußbäder, Sitz- oder Halbbäder, warme Packungen (Moor, Heilerde), Moor- und Thermalbäder
- *Ernährung:* Vollwertige Grunddiät mit vegetarischer Ausrichtung, Reduktion tierischer Fette
- *Mikronährstoffe:* Antioxidantien und sekundäre Pflanzenstoffe
- *Bewegung und Sport:* Aktive Bewegung und leichter Sport.
- *Phytotherapie:* Ethno Health Wurzel-Komplex, Ethno Health Männerkraft, Kürbiskerne, Kürbissamen, Sägepalmenfrüchte, Afrikanische Pflaumenbaumrinde, Afrikanisches Sternengras, Brennnesselwurzel, Roggenpollenextrakt

- *Spezielle Maßnahmen:* ab- und ausleitende Verfahren, Cantharidenpflaster, Braunscheidtieren, Schröpfen.

Gynäkologische Erkrankungen

Fluor vaginalis (LFN)

Unterstützende integrale Maßnahmen:

- *Balneo- und Hydrotherapie:* Sitzbäder mit Kamille, Vaginalduschen
- *Ernährung:* vollwertige Grunddiät mit mediterraner Ausrichtung (viel Fisch und hochwertige Öle). Täglich drei bis vier Tassen Lapacho-Tee
- *Bewegung und Sport:* bei Stress unterstützt die körperliche Aktivierung durch sportliche Betätigung die Fluorbehandlung.
- *Phytotherapie:* Vaginalzäpfchen mit Milchsäurebakterien oder Majoransubstanz. Rosenöl, Taubnessel
- *Spezielle Maßnahmen:* Homöopathie (Mittelfindung), Basentabs, Nahrungsergänzung mit milchsäurebildenden Bakterien, Eigenblutbehandlung, Enzymtherapie

Klimakterisches Syndrom, Wechseljahrbeschwerden (LFN und EH)

Etwa zwei Drittel aller Frauen, die unter dem klimakterischen Syndrom leiden, sind allein mit Naturheilverfahren gut zu behandeln, circa ein Drittel benötigt eine Hormonersatztherapie.

- **Leitsatz: Ich akzeptiere die Veränderungen und öffne mich meinen neuen Möglichkeiten.**

Unterstützende integrale Maßnahmen:

- *Entspannung-Präsenz-Atem:* Progressive Muskelentspannung, Atemtherapie, Autogenes Training.
- *Balneo- und Hydrotherapie:* Bei Hitzewallungen regelmäßige Saunabesuche, Kneipp-Anwendungen (wechselwarme Fußbäder oder Teilgüsse), CO_2-Wasserbäder. Täglich Waschungen mit Essigwasser oder Salbeiblätterzubereitungen. Moorbreibäder.
- *Ernährung:* Eiweiß 0,8 g pro kg Gewicht (z. B. 48 g Eiweiß bei 60 kg). Kohlenhydrate sollten 50 Prozent des gesamten Kalorienbedarfs (Vollkornprodukte, Hülsenfrüchte, Obst und Gemüse) ausmachen. Fette: nicht mehr als 30 Prozent des Kalorienbedarfs, Cholesterin maximal 300 mg am Tag, Oliven- oder Rapsöl verwenden.
- *Mikronährstoffe:* Isoflavone (vor allem in Schmetterlingsblütlern und Hülsenfrüchten), Lignane (aus Leinsamen und Getreide) oder Coumestane (aus Sprossen), Vollkorngetreide (z. B. Roggen, Hafer), Weizenkleie, Früchte und Gemüse
- *Bewegung und Sport:* Regelmäßige Bewegung wie Walking, Jogging etc.
- *Akupunkturpunkte, Akupressur:* Nach Zungen-, Pulsdiagnostik und Anamnese

- *Phytotherapie:*
  Ethno Health Frauenkraft
  - Wirkkomplex: Yamswurzelstock-Extrakt.
  - Ziel: Stärkung der weiblichen Kraft, Knochenaufbau, Stimmungsaufhellung, Regulierung des Hormonstoffwechsels
  - Anwendung: Wechseljahrbeschwerden, Hitzewallungen und Schweißausbrüche, Osteoporose, Schlafstörungen, depressive Verstimmungen, Stimmungsschwankungen, Unzufriedenheit, Kopfdruck, Spannungen in der Brust, Wassereinlagerungen, Schmierblutungen und Stimmungsschwankungen, verminderte sexuelle Lust, Schlafstörungen, vaginale Trockenheit und Zyklusstörungen, Herzrasen, Myome, Haarausfall
  - Gegen Hitzewallungen, Schweißausbrüche, Schlafstörungen, depressive Verstimmung und Ängstlichkeit helfen Rhabarberwurzel-Extrakt und Agnus-Castus-Keuschlammfrüchte.
  - Gegen prämenstruelle Beschwerden, Hitzewallungen, mangelnde sexuelle Lust, Schlafstörungen, Stimmungsschwankungen, vaginale Trockenheit und Zyklusstörungen hilft Yamswurzel. Natürliche, naturidentische Hormone, Traubensilberkerze, Cimicifuga-Präparate, Rhapontikrhabarber, Keuschlammfrüchte, Mönchspfeffer.

  - Gegen depressive Verstimmung hilft Johanniskraut.
  - Gegen Angstzustände hilft Baldrian.
  - Gegen Unruhe und Schlafstörungen helfen Baldrian, Hopfen und Melisse.
  - Bei vegetativen Symptomen hilft Weißdorn. Tee-Rezeptur: Salbeiblätter, Frauenmantelkraut, Johanniskraut, Traubensilberkerzenwurzelstock. Zwei bis drei Esslöffel auf einen Liter heißes Wasser, zehn Minuten ziehen lassen, über den Tag verteilt trinken.
- *Spezielle Maßnahmen:* Neuraltherapie (Frankenhäuser-Ganglien, Schilddrüsenpole).

Menstruationsbeschwerden / Dysmenorrhö (LFN)

Unterstützende integrale Maßnahmen:

- *Entspannung-Präsenz-Atem:* Entspannungsmethoden wie Autogenes Training, Muskelrelaxation nach Jacobson. Bindegewebsmassagen und klassische Massagen, Atemtherapie
- *Balneo- und Hydrotherapie:* Heiße Blitzgüsse im Sakralbereich, feucht-heiße Kamillenkompressen auf Unterbauch oder Lumbalbereich. Lauwarme Sitzbäder (35 - 36 °C) und warme Schafgarbenkrautsitzbäder (36 - 38 °C) wirken krampflösend. Fußbäder mit Heublumen oder Rosmarin
- *Ernährung:* Vitamin- und nährstoffreiche Ernährung mit hohem Anteil an mehrfach ungesättigten Fettsäuren
- *Mikronährstoffe:* Pycnogenol, Magnesium

- *Bewegung und Sport:* Lockerungsgymnastik, leichter Sport, Schwimmen
- *Akupunkturpunkte, Akupressur:* Punkte je nach Anamnese, Zungen- und Pulsdiagnostik
- *Phytotherapie:* Ethno Health Frauenkraft, zur inneren Anwendung Gänsefingerkraut (als Tee) und Traubensilberkerzenwurzelstock über mehrere Zyklen. Für die äußere Anwendung ätherische Öle (Kamillenöl, Johanser Wildkräuteröl), Heublumensack
- *Spezielle Maßnahmen:* Neuraltherapie: Injektionen an die Frankenhäuser-Ganglien, Quaddelung lokaler Schmerzpunkte.

Prämenstruelles Syndrom (LFN)

Unterstützende integrale Maßnahmen:

- *Entspannung-Präsenz-Atem:* Lockerungsmassagen, Atemtherapie, Relaxation Response und andere Entspannungsverfahren, Schulung der Körperwahrnehmung im Bauch- und Beckenbereich
- *Balneo- und Hydrotherapie:* Tägliche Kohlensäuregasbehandlungen in der zweiten Zyklushälfte. Abends Fußbäder vor dem Schlafen.
- *Ernährung:* Entwässernde Lebensmittel, wie z. B. komplexe Kohlenhydrate in Vollkornprodukten, Hülsenfrüchte sowie Gemüse und Obst, z. B. Wassermelone, Erdbeeren, Artischocken, Spargel, Kresse und Petersilie.

- *Mikronährstoffe:* Magnesium, Kalzium, Zink, Vitamin C, Vitamine des B-Komplexes, Lecithin, Fettsäuren aus Fischen und Ölen
- *Bewegung und Sport:* ausreichende Bewegung zur Entlastung, leichte sportliche Betätigung
- *Akupunkturpunkte, Akupressur:* Punkte je nach Anamnese, Zungen- und Pulsdiagnostik
- *Phytotherapie:* Ethno Health Frauenkraft, Keuschlammfrüchte, Mönchspfeffer, Traubensilberkerze bzw. Cimicifuga-Wurzelstock, Nachtkerzenöl, Phyto-Sedativa
- *Spezielle Maßnahmen:* Neuraltherapie: Injektionen an die Schilddrüsenpole, dorsale Head-Zonen, Frankenhäuser-Ganglien, lokale Quaddelungen im Unterbauch

Neurologische Erkrankungen

Kopfschmerzen, Migräne (ohne Trigeminusneuralgie)

Psychosomatik: Kopfschmerz deutet auf eine Problematik hin, die man ständig im Kopf hat und einem Kopfzerbrechen bereitet. Im Migränekopfschmerz zeigt sich der Widerstand gegen das, was ist. Es wird ein Leben unter den Möglichkeiten gelebt. Authentizität ist gefordert.

Unterstützende integrale Maßnahmen:

- *Entspannung-Präsenz-Atem:* Meditation, Achtsamkeitstraining, zwei Minuten bewusstes tiefes Atmen pro Minute, Bewegung an der frischen Luft, klassische Massage von Stirn über Schulter zum Rücken, Bindegewebsmassage, Periostmassage, Kolonmassage, Lymphdrainage

- *Balneo- und Hydrotherapie:* Im Intervall kann die Hydrotherapie mit morgendlichen Trockenbürstungen, Kneipp-Kniegüssen, Kaltwaschungen, Gesichtsgüssen, Tautreten und Bürstenbädern erfolgen. Warme und kalte, heiß-feuchte Nackenumschläge, Wickel und Auflagen im Stirnbereich, heißer Rückenblitzguss, kalte Unterarmtauchbäder, Einlauf mit Kamille, an- und absteigende Bäder, medizinische Bäder mit Lavendel, Baldrian oder Senfmehlfußbad.
- *Ernährung:* Kopfschmerzen entstehen häufig durch Stoffwechselbelastungen infolge von Fehlernährung. Heilfasten eliminiert die Säuren und zeigt dadurch oft langfristig eine positive Wirkung. Vermeiden vasoaktiver Substanzen wie Tyramin, Phenylethylamin, Histamin, Natriumnitrit, Koffein, Kochsalz, Alkohol, Aspartam, Glutamat. Regelmäßige Mahlzeiten und die Aufnahme komplexer Kohlenhydrate vermeiden Hypoglykämien. Omega-3-Fettsäuren können die Migräne reduzieren.
- *Mikronährstoffe:* Basentabs oder Basenpulver pH-balance Pascoe®, Alkala®, Magnesium-Diasporal N 300, Folsäure, Vitamin B Komplex, Q 10
- *Bewegung und Sport:* Krankengymnastik, Bewegungsbad, Ausdauersportarten wie Schwimmen, Joggen oder Radfahren

- *Fasten und entgiften:* Wenn die Ernährungsumstellung nicht ausreicht, ist eine Darmsanierung mit Dasym-Pulver angezeigt.
- *Akupunkturpunkte, Akupressur:* Methode der ersten Wahl, Punktewahl nach den Regeln der TCM. Lokale Punkte: Stirn: BL 2, Bg 14, LG 23; Schläfe: Gb 1, Gb 8, Ma 8; Scheitel: LG 20; Hinterkopf: Gb 20, Bl 10, LG 13; Fernpunkte: Di 4 (Schmerzpunkt mit besonderer Wirkung auf Kopf und Gesicht); Ma 44: starke analgetische Wirkung auf den Kopfbereich; Bl 60: Schmerzpunkt für HWS; GB21: Verspannungen im Schulter-Nacken-Bereich; Di-Ma bei Gesichtsschmerz; Dü-Bl bei Stirn- und Hinterkopfschmerz; 3E-Gb bei Schläfenkopfschmerz; Le-Ks bei Scheitelkopfschmerz
- *Phytotherapie:* Ethno Health Weidenkraft, Ethno Health Bupleurum 9, Ethno Health Gehinkraft
- Topische Anwendung: Euminz® N Öl, Melisse- oder Balsamkaeinreibungen, Olbas-Tropfen
- *Spezielle Maßnahmen:* Homöopathie: Antimigren®, Cefamig, Osteopathie

Polyneuropathie (LFN)

Unterstützende integrale Maßnahmen:

- *Entspannung-Präsenz-Atem:* Meditation, Achtsamkeitstraining, zwei Minuten bewusstes tiefes Atmen pro Stunde.

- *Balneo- und Hydrotherapie:* Ansteigende Teilbäder, Armbäder, Vollbäder mit Fichtennadeln, Heublumen, regelmäßiges Wassertreten, sanftes Trockenbürsten, Lehmpackungen mit Heilerde.
- *Ernährung:* vollwertige Grunddiät, Kartoffeln, Gemüse und Obst liefern Basen. Gleichzeitiges Einnehmen von Eisen und Vitamin C. Wenig Schwarzen Tee.
- *Mikronährstoffe:* B-Komplex forte Hevert
- *Bewegung und Sport:* Propriozeptive neuromuskuläre Fazilitationstherapie (PNF) zum Auftrainieren der schwachen Muskulatur. Training nach Bobath
- *Akupunkturpunkte, Akupressur:* Ahshi-Punkte direkt an der Stelle des Schmerzes
- *Phytotherapie:* Ethno Health Cythula 12, Ethno Health OPC-Kraft, Capsicum Salbe, Johanniskraut Rotöl
- *Spezielle Maßnahmen:* ausleitende Verfahren: trockenes Schröpfen, Quaddeln mit Procain.

Schlafstörungen (LFN und EH)

Psychosomatik: Unverarbeitete Konflikte vom Tage werden nicht losgelassen. Angst und ein Mangel an Hingabe und Urvertrauen sind oft die Auslöser. Ziel sollte eine Steigerung des Vertrauens in den Prozess des Lebens sein.

Unterstützende integrale Maßnahmen:

- *Entspannung-Präsenz-Atem:* Sauna, Autogenes Training,

Meditation, Achtsamkeitstraining, zwei Minuten bewusstes tiefes Atmen pro Minute, Atemtherapie nach Middendorf, regelmäßiger Tagesrhtyhmus mit Pausen

- *Balneo- und Hydrotherapie:* Morgens ansteigende Fuß- und Armbäder, abends Vollbäder mit Melisse, Baldrian, Fichtennadeln, Lavendel, Kneipp-Beruhigungsbad. Zur Nacht kalte Ganzkörperwaschungen, danach ohne Abtrocknen ins Bett. Kalte Prießnitz-Wadenwickel oder abends kaltes Sitzbad
- *Ernährung:* Letzte Mahlzeit etwa eine Stunde vor dem Schlafengehen. Hafer und warme Milch mit Honig wirken durchschlaffördernd.
- *Mikronährstoffe:* Magnesium, Vitamin B6, Aminosäure L-Tryptophan / 5HTP
- *Fasten und entgiften:* wenig Stimulantien wie Alkohol oder Koffein
- *Akupunkturpunkte, Akupressur:* He 7, BL 15, LG 20, MP 6 oder Ma 36. Nach Bischko Ni 6, LG 20, Bl 62
- *Phytotherapie:* Ethno Health Schisandra 13, Ethno Health Ziziphus 9, Ethno Health Gehirnkraft

  Baldrian, Melatonin. Tee-Rezeptur: Hopfenzapfen (40 g), Melissenblätter (20 g), Passionsblumenkraut (40 g). Ein Esslöffel der Teemischung mit 150 ml kochendem Wasser überbrühen und zehn Minuten ziehen lassen, durch Teesieb gießen und abends eine Tasse trinken.

  Ardeysedon®, Pascoesedon®, Requisan®, Neurapas® balance, Baldrian Presssaft, Euvegal®, Kneipp Baldrian Tabletten, Valeriana Hevert®, Allunapret®, Sedonim®

- *Spezielle Maßnahmen:* ab- und ausleitende Verfahren: konstitutionsbezogene Therapie (Aderlässe, Trockenschröpfen und Baunscheidtierungen). Homöopathie: Neurexan, Zincum Valerianicum Hevert N

Morbus Parkinson (LFN)

Psychosomatik: Hat man zu lange Macht und Kontrolle ausüben wollen, anstelle von Liebe und Verständnis auszuleben? Gründe können lähmende Gedanken sein und der Widerstand sich zu ändern, anzupassen oder gar unterzuordnen.

Unterstützende integrale Maßnahmen:

- *Entspannung-Präsenz-Atem:* Progressive Muskelentspannung. Atemtherapie: Meditation, Achtsamkeitstraining, zwei Minuten bewusstes tiefes Atmen pro Stunde.
- *Balneo- und Hydrotherapie:* Robotierende Kneippanwendungen wie Waschungen, Bürstungen, Güsse. Moorbreibäder an einem Kurort (Torf enthält dopaminerge Substanzen), z. B. Bad Kohlgrub, Bad Bayersoien
- *Ernährung:* Am Abend proteinreiche Lebensmittel. Einer Mangelernährung muss entgegengewirkt werden, z. B. durch den Einsatz von hochwertigen Proteinkombinationen.

- *Mikronährstoffe:* Phenylalanin, Selen, Vitamin-B-Komplex, Q 10
- *Bewegung und Sport:* Bewegungstherapie mit Lockerungsübungen, Muskeldehnungen, rhythmische Schwungübungen und Gymnastik, Ballspiele, Übungen der Gebrauchsbewegungen, Gehschulung, Brustkorbgymnastik
- *Phytotherapie:* Ethno Health Gehirnkraft, Ethno Health Polygoni 7
- *Spezielle Maßnahmen:* Sauerstoff- und Ozontherapie

Schlaganfall (Apoplex), Schwindel, Durchblutungsstörungen

Psychosomatik: Wenn einen der Schlag trifft, dann verändert sich das Leben damit entscheidend. Man muss sein Leben neu ordnen und sich seinem ganzen Inneren stellen, denn häufig ist die betroffene, gelähmte Seite diejenige, die zuvor zu wenig beachtet wurde (linke Körperhälfte weiblich, rechte Seite männlich). Der Fluss des Lebens ist ins Stocken geraten, plötzlich steht man vor einem großen Widerstand. Habe ich das Leben abgelehnt?

Unterstützende integrale Maßnahmen:

- *Phytotherapie:*
  Ethno Health Gehirnkraft
  - Wirkkomplex: Ginkgo, Hericium

- Ziel: Steigert die Konzentration, fördert erholsamen Schlaf, verbessert die Hirndurchblutung
- Anwendung: Konzentrationsstörungen, Gedächtnisschwäche, Vergesslichkeit, innere Unruhe, Schlafstörungen, Durchblutungsstörungen, Hörverlust, Tinnitus, Schwindel, depressive Verstimmung. Es stärkt die geistige Leistungsfähigkeit.

Depression

Psychosomatik: Auslöser einer Depression kann unterdrückte Wut sein, die gegen sich selbst gerichtet ist. Sie führt zu Vereinsamung, Hoffnungslosigkeit und Selbstzerfleischung. Man fühlt sich wertlos, sucht nach Beachtung und Anerkennung. Die empfundene Sinnlosigkeit des Lebens kann motivieren, die Liebe und den Sinn des Lebens in der Einsamkeit wiederzuentdecken und einen neuen Sinn des eigenen Daseins kreativ für sich selbst wieder zu entdecken. Traurigkeit ist Triebfeder für einen Neubeginn.

Unterstützende integrale Maßnahmen:

- *Ernährung:* ausgewogene und nährstoffreiche Vollwerternährung mit reichlich frischem Obst und Gemüse (fünf am Tag) sowie magerer Milch
- *Mikronährstoffe:* Vitamin B12, Folsäure, Magnesium
- *Bewegung und Sport:* zwei- bis dreimal pro Woche Ausdauertraining an der frischen Luft (Laufen, Schwimmen),

Dauer 45 - 60 Minuten, ein- bis dreimal pro Woche gesundheitsorientiertes Krafttraining (z. B. Kieser-Training), Muskelaufbautraining

- *Fasten und entgiften:* Alkoholkonsum reduzieren, Gewicht normalisieren
- *Phytotherapie:*
  Ethno Health Gehirnkraft
  - Wirkkomplex: Ginkgo, Hericium.
  - Ziel: Steigert die Konzentration, fördert erholsamen Schlaf, verbessert die Hirndurchblutung.
  - Anwendung: Konzentrationsstörungen, Gedächtnisschwäche, Vergesslichkeit, innere Unruhe, Schlafstörungen, Durchblutungsstörungen, Hörverlust, Tinnitus, Schwindel, depressive Verstimmung. Es stärkt die geistige Leistungsfähigkeit.

Angst- und Panikattacken

Psychosomatik: Häufig liegen Ängste einem Gefühl zugrunde, dass einem alles zu viel ist: zu viel Tempo; zu viele Informationen; zu vieles, was in der Vergangenheit schief lief; zu viel Ungewisses, was die Zukunft bringt.

- Leitsatz: Ich will im Hier und Jetzt leben! Ich kenne meine Ängste, beschäftige mich mit ihnen und kann sie so lösen.

Unterstützende integrale Maßnahmen:

- *Phytotherapie:*

Ethno Health Rehmannia 6

- Wirkkomplex: Rehmannia-Wurzel
- Ziel: Lebenskraft, Lebensfreude, Leichtigkeit
- Anwendung: bei Erschöpfung, Burnout, Muskelschwäche, Schwäche und Schmerzen im Lumbalbereich und in den Knien, Benommenheit, Schwindel, Tinnitus, Gehörschwäche, Sehstörungen, Nachtschweiß, heiße Handflächen und Fußsohlen, Mund- und Halstrockenheit, Durst

Ethno Health Ziziphus 9

- Wirkkomplex: Wilde-Dornkirsche-Samen
- Ziel: Selbstvertrauen, fester Wille, Kraft
- Anwendung: bei Angst, Unruhe, Erschöpfung, Herzklopfen, Vergesslichkeit, Konzentrationsstörungen, Schlaflosigkeit, exzessivem Träumen, Zwänge und Phobien, Blutarmut, Zurückgezogenheit, Appetitlosigkeit, Blässe, schwacher Mitte

Ethno Health Wurzel-Komplex

- Wirkkomplex: Angelikawurzel, Tragantwurzel.
- Ziel: Stärkung von Lebenskraft und Leistungsfähigkeit, Erhöhung von Standfestigkeit und Selbstbewusstsein
- Anwendung: bei Burnout, körperlichen und psychischen Schwächezuständen, generalisierter Erschöpfung, Schlafstörungen, Müdigkeit, innerer Rastlosigkeit, depressiver Grundstimmung, Antriebslosigkeit, Alterungsstörungen

Dermatologische Erkrankungen

Neurodermitis (Atopisches Ekzem)

Unterstützende integrale Maßnahmen:

- *Entspannung-Präsenz-Atem:* Meditation, Achtsamkeitstraining, zwei Minuten bewusstes tiefes Atmen pro Stunde. Klimatherapie ist die wirksamste und nebenwirkungsärmste Maßnahme, vor allem Seeklima (Nord- oder Ostsee) oder Hochgebirgsreizklima (über 1.500 Meter).
- *Balneo- und Hydrotherapie:*
  - Chronisches Stadium: rückfettende Bäder, z. B. Kneipp-Nachtkerzen-Ölbad oder Kneipp Kamillen-Bad, Solebäder, Rosmarinbäder, Kneipp-Therapie (kalte Güsse, Wickel oder Teilbäder)
  - Akutes Stadium: feuchte Umschläge mit kaltem schwarzen Tee oder Lavendelöl
- *Ernährung:* Allergologisch relevante Nahrungsmittel vermeiden. Bewährt hat sich die Auslassdiät (naturbelassene, nicht gefärbte oder konservierte allergenarme Lebensmittel). Bei der Provokationsdiät werden verdächtige Grundnahrungsmittel (nach positivem Prick- oder Scratchtest) gegeben. Nach jedem Nahrungsmittel zwei Tage abwarten, ob sich der Hautzustand verschlechtert. Falls dies der Fall ist, dieses Nahrungsmittel meiden.
- *Mikronährstoffe:* γ-Linolensäure, Selen
- *Fasten und entgiften:* Rauchen ist unbedingt zu unterlas-

sen, da es häufig Wegbereiter eines allergischen Asthmas ist. Kontrolle der Darmflora und Hefepilzbesiedelung ist angeraten.
Lactobacillus Goldin und Gorbach.

- *Akupunkturpunkte, Akupressur:* Lokale Punkte und Du 20, Di 11, He 7, Di 4, MP 6, MP 10, Ma 36, gegebenenfalls Moxibustion
- *Phytotherapie:* Ethno Health Darmkraft
- Harnsäurehaltige Salben, DMSO Gel, Salbenmischungen, z. B. aus Ringelblume, Bittersüßstängel, Zaubernuss, Nachtkerze, Borretschsamenöl, Lavendel, Kamille, Ballonrebe, Johanniskraut, Süßholz, Betulin, Melisse.
- *Spezielle Maßnahmen:* Falls die Ölbäder von der Haut nicht vertragen werden, empfiehlt sich als Emulgator Mischung von Oliven- oder Mandelöl mit Milch (Verhältnis 1:19), UV-Fototherapie, Schwefelbäder, DMSO Infusionen

Hals-Nasen-Ohren-Erkrankungen

Schnupfen und Nasennebenhöhlenentzündung (Rhinitis und Sinusitis)

Unterstützende integrale Maßnahmen:

- *Entspannung-Präsenz-Atem:* Meditation, Achtsamkeitstraining, zwei Minuten bewusstes tiefes Atmen pro Stunde

- *Balneo- und Hydrotherapie:* temperaturansteigende Fußbäder (36 - 39 °C), kalt-warme Gesichtswechselgüsse, Senfmehlfußbad, Auflagen mit Senfkern, Meerrettich oder Leinsamen, Zitronenhalswickel
- *Ernährung:* Individuelle Nahrungsmittelintoleranzen (z. B. Steinobst, Haselnüsse) meiden, auf ausreichende Zufuhr von Ölen mit hohem Anteil an mehrfach ungesättigten Fettsäuren achten (z. B. Leinsamenöl), Seefisch.
- *Mikronährstoffe:* Vitamin C, γ-Linolensäure, Quercetin, Pycnogenol, Zink, Vitamin E, ß-Carotin, Vitamin-B-Komplex, Vitamin D, Kalzium, Magnesium, Selen, Omega-3-Fettsäuren
- *Fasten und entgiften:* Der Darm spielt als Immunmodulator eine große Rolle. Mikrobiologische Therapie: Darmflora überprüfen, gegebenenfalls Darmsanierung mit Symbioflor oder Mutaflor. Zu prüfen ist eine Abwehrschwäche durch Mangel- oder Fehlernährung. Versuchsweise können Milchprodukte weggelassen werden. Viel Flüssigkeit zu sich nehmen.
- *Akupunkturpunkte, Akupressur:* Di 20, Extrapunkt 1 (Nasenwurzel), Neupunkt 12, Bl 2, Gb 14, Di 4, 3E 17, LG 20
- *Phytotherapie:* Ethno Health OPC-Kraft, Ethno Health Immunkraft, Ethno Health Lungenkraft, Sinupret®, Gelomyrtol®, Umckaloabo®, Nasodren (Alpenveilchenextrakt), Bromelain POS

- *Spezielle Maßnahmen:* Inhalation mit Kamille, Salbei oder Emser Salz. Ab- und ausleitende Verfahren (Schröpfen). Neuraltherapie (Injektionsakupunktur, Quaddeln). Elektro- und Ultraschalltherapie (Rotlicht oder Mikrowelle). Eigenbluttherapie, Nasenreflextherapie.

Mandelentzündung und Halsschmerzen (Tonsillitis und Pharyngitis)

Unterstützende integrale Maßnahmen:

- *Balneo- und Hydrotherapie:* Zitronenhalswickel
- *Akupunkturpunkte, Akupressur:* Di 4, Lu 11, Di 8 - Di 9. Bei starkem Husten KG 22, KG 23. Bei Heiserkeit Lu 7, Di 4, Gb 20.
- *Phytotherapie:* Ethno Health OPC-Kraft, Ethno Health Immunkraft, Ethno Health Enzymkraft, Salbei hilft gegen Bakterien. Wirksam sind warme Mundspülungen alle zwei bis drei Stunden (eventuell mit Obstessig und Honig). Imupret®, Tonsiotren®, Umckaloabo, Bromelain POS
- *Spezielle Maßnahmen:* Gurgeln mit Salzwasser, Salbeitee. Vitamin C in hoher Dosierung, Infusionen

Mittelohrentzündung (Otitis media, Otitis externa)

Unterstützende integrale Maßnahmen:

- *Balneo- und Hydrotherapie:* Bei Otitis media Inhalationen mit Kamillenblüten, NaCl-Nasenspülung, beruhigende Öle. Warme Zwiebel- oder Kartoffelauflage zur

Schmerzbekämpfung. Bei Otitis externa Luft ans Ohr lassen, eventuell sogar warmes Föhnen.

- *Mikronährstoffe:* Vitamin C, Hochdosistherapie, Aminosäuren L-Cystein, N-Acetylcystein, L-Glutathion
- *Akupunkturpunkte, Akupressur:* Otitis media: 3E 5, 3E 17, Di 4, Gb 41, LG 14; Otitis externa: Lu 9, Di 4, Gb 39
- *Phytotherapie:* Ethno Health OPC-Kraft
  Zu Beginn einer Otitis media sind Sonnenhutpräparate hilfreich, danach Sinupret®, Soledum® oder Gelomyrtol®. Bei Otitis externa Calendula Urtinktur, Essigsäure, Glandol.
- *Spezielle Maßnahmen:* Elektro- oder Ultraschalltherapie, Neuraltherapie, Homöopathie (Otitis media: Otovowen®, Aconit Ohrentropfen oder Levisticum® Otitis externa: Ekzevowen®, Hewekzem®)

Hörsturz (Tinnitus)

Unterstützende integrale Maßnahmen:

- *Entspannung-Präsenz-Atem:* Entspannungsübungen und Stressbewältigung nach Jacobson. Regelmäßige Bewegung an der frischen Luft.
- *Balneo- und Hydrotherapie:* ansteigende Arm- und Fußbäder
- *Ernährung:* vollwertige Grunddiät mit mindestens 1 ½ Liter Flüssigkeit am Tag
- *Mikronährstoffe:* Zink, Magnesium, Selen

- *Fasten und entgiften:* Alkohol- und Nicotinverzicht, Kaffeekonsum einschränken
- *Akupunkturpunkte, Akupressur:* Dü 3, KS 6, MP 6, Ni 3, 5, 7, Bl 23, 3E 17, 21, Gb 20
- *Phytotherapie:* Ethno Health Gehirnkraft, Ethno Health Enzymkraft, Gingkoblätter, Beruhigungstee, Knoblauchpräparate
- *Spezielle Maßnahmen:* ab- und ausleitende Verfahren (Aderlass, Blutegeltherapie), Neuraltherapie (Procain), Elektrotherapie, Homöopathie (Dysto-loges®)., Lachemistol-Injektionen (hinter dem Ohr).

Augenerkrankungen

Altersabhängige Erkrankungen der Netzhaut (Makuladegeneration, AMD)

Psychosomatik: In der TCM steht das Auge in enger Beziehung zur Leber und der Gallenblase. Psychische Entsprechungen dieses Funktionskreises (aggressive Grundstimmung, Wut oder Zorn) können sich im Auge äußern, was z. B. in der Redewendung „Blind vor Zorn“ zum Ausdruck kommt.

Unterstützende integrale Maßnahmen:

- *Entspannung-Präsenz-Atem:* Sauna, Stressreduktion, ausreichend Schlaf. Viel Bewegung an der frischen Luft, moderate sportliche Betätigung

- *Balneo- und Hydrotherapie:* Kneipp-Leberwickel, Infrarotkabine
- *Ernährung:* Ausgleich des Säure-Basen-Haushaltes durch basische Lebensmittel. Wenig Fleisch, besser Kaltwasserfische (Hering, Makrele, Lachs)
- *Mikronährstoffe:* Antioxidanzien (Vitamin C, Vitamin E, Betacarotin und Zink) und Omega-3-Fettsäuren, Lutein, Axazantin
- *Bewegung und Sport:* Augenübungen nach Bates mit der BMS-Methode (biomechanische Stimulation)
- *Fasten und entgiften:* Nikotinentwöhnung, Darmsanierung (probiotische Präparate, kohlenhydratreduzierte Kost, Kapuzinerkresse)
- *Akupunkturpunkte, Akupressur:* Augenakupunktur nach Boel
- *Phytotherapie:*
  Ethno Health Augenkraft
  - Um Ausscheidung von Leber, Niere und Galle zu fördern sind Mariendistel, Löwenzahn, Brennnessel, Bärlauch, Goldrute und Birkenblätter angezeigt. Durchblutungsfördernd sind Gingko, Buchweizenkraut, Knoblauch und Bromelain (Ananas) und Papain (Papaya). Bei psychischer Komponente ist Birke, Efeu, Gundelrebe, Melisse, Johanniskraut hilfreich.
- *Spezielle Maßnahmen:* Gebrauch von Sonnenbrillen, die den seitlichen Lichteinfall minimieren. Neuraltherapie,

mikrobiologische Therapie (Darmsanierung). Eigenbluttherapie

Allergische Entzündung der Bindehaut (Konjunktivitis, LFN)

Auslöser können sowohl lokale als auch systemische Allergene (Nahrungsmittelallergien) sein. Eine lokale Therapie kann nur die Symptome lindern, nötig ist eine ursächliche Behandlung, die auf eine Normalisierung des Immunsystems zielt.

Unterstützende integrale Maßnahmen:

- *Balneo- und Hydrotherapie:* Kneipp-Gesichtsgüsse, vor allem auf den Akupunkturpunkt PaM 3
- *Ernährung:* Allergenvermeidung, Ernährungsumstellung als Antigenpause und zur Verringerung der Säurebelastung
- *Akupunkturpunkte, Akupressur:* GB 20, Di 11, MP 9

- *Phytotherapie:*
  Ethno Health Augenkraft
  - Ausleitungstherapie von Toxinen: Urtica Sambucus comp. Lokale Therapie: Calendula-D4-Augentropfen, Gencydo AT, Conisan B-Augentropfen, Mukokehl AT. Systemische Therapie: Homöopathische Antiallergika (Sanum), z. B. Utilin N Recarcin-N-Tropfen, Rebas D4

- *Spezielle Maßnahmen:* Wohnraumsanierung (Verminderung von Umwelttoxinen oder Schimmelpilzbelastung)

Burnout, Erschöpfung

Psychosomatik: Hohe Ansprüche an sich selbst, ein hohes Tempo und keine Zeit für Erholung stehen am Anfang eines Burnouts. Später wandeln sich die Symptome in innere Leere, Erschöpfung und Verzweiflung. Selbstwahrnehmung ist der Schlüssel zur Besserung.

Fragen

- Was will ich wirklich?
- Was fühlt sich gut an?
- Was bringt mein Herz zum Lachen?
- *Leitsatz:* Ich öffne mich für die Stimme des Herzens und folge ihr in meinen Handlungen.

Unterstützende integrale Maßnahmen:

- *Entspannung-Präsenz-Atem:* Meditation, Achtsamkeitstraining, zwei Minuten bewusstes tiefes Atmen pro Stunde. Yoga, Tai-Chi. Rückzug: betreuter Urlaub, Seminarreisen, Kur mit Psychotherapie, TCM, Aufbauinfusionen
- *Phytotherapie:*
  Ethno Health Wurzel-Komplex
  - Wirkkomplex: Angelikawurzel, Tragantwurzel
  - Ziel: Stärkung von Lebenskraft und Leistungsfähig-

keit, Erhöhung von Standfestigkeit und Selbstbewusstsein
- Anwendung: Burnout, körperliche und psychische Schwächezustände, generalisierte Erschöpfung, Schlafstörungen, Müdigkeit, innere Rastlosigkeit, depressive Grundstimmung, Antriebslosigkeit, Alterungsstörungen

Ethno Health Algenkraft
- Wirkkomplex: Spirulina, Afa
- Ziel: Detox, gute Verdauung, B12-Versorgung
- Anwendung: Blockaden durch toxische Belastungen und Vergiftungen, Schwermetallvergiftung, Lebensmittelvergiftung, Amalgamsanierung, Verdauungsbeschwerden, Völlegefühl, Colitis ulcerosa, Morbus Crohn, chronische Reizzustände in Magen und Darm, allgemeines Schwächegefühl, Schilddrüsenunterfunktion, Jodmangel, Vitamin-B12-Mangel. Wirkt stärkend bei der Behandlung chronischer Erkrankungen und akuter Infekte. Es unterstützt das Immunsystem von Kindern.

Ethno Health Astragalus 10
- Wirkkomplex: Astragalus
- Ziel: Stärkung des Qi, des Immunsystems und der Lebensgeister
- Anwendung: chronische Immunschwäche, Erschöpfung, Burnout, chronische Lungenerkrankungen,

Appetitlosigkeit, schwache Glieder, blasse Gesichtsfarbe mit Schwindel, Kurzatmigkeit, Sehstörungen, Hörschwäche, schwache Stimme, Wortkargheit, spontanes Schwitzen, Kälteempfindlichkeit, chronischer Durchfall, Colitis ulcerosa, gynäkologische Blutungen, kraftloser und weicher Puls

Rehmannia 6

- Wirkkomplex: Rehmannia-Wurzel
- Ziel: Lebenskraft, Lebensfreude, Leichtigkeit
- Anwendung: Erschöpfung, Burnout, Muskelschwäche, Schwäche und Schmerzen im Lumbalbereich und in den Knien, Benommenheit, Schwindel, Tinnitus, Gehörschwäche, Sehstörungen, Nachtschweiß, heiße Handflächen und Fußsohlen, Mund- und Halstrockenheit, Durst

Onkologische Erkrankungen

Psychosomatik: Krebs ist aus der natürlichen Ordnung geratenes Leben. Inneres Ungleichgewicht führt zu einer Disharmonie auf zellulärer Ebene. Einzelne Zellen wollen sich dem Gesamtgefüge des Organismus nicht mehr unterordnen und machen sich selbstständig, wobei sie sich auf Kosten des umliegenden Zellverbandes rücksichtslos vermehren. Die Krebszelle symbolisiert einen ausgegrenzten Lebensbereich, der mit tiefsitzendem Schmerz verbunden ist. Ausbleibendes seelisches Wachstum findet sich jetzt auf körperlicher Ebene wieder. Das System sucht nach Authentizität: „Stirb oder verändere dich so, das du in deiner eigenen Biologie schwingst."

Unterstützende integrale Maßnahmen:

- *Entspannung-Präsenz-Atem:* Atemtraining, Yoga, Meditation, Lymphdrainage, Krankengymnastik, Fußreflexzonenmassage
- *Ernährung:* Zuckervermeidung (Orientierung an veganer Ernährung mit wärmenden Kräutern und Gewürzen)
- *Mikronährstoffe:* Zink, Selen, Coenzym Q10, Riboflavin, Niacinamid, Vitamin-C-Hochdosistherapie 7,5 g
- *Phytotherapie:*
  Ethno Health Immunkraft
  - Wirkkomplex: Schisandra, Camu-Camu
  - Ziel: Erhöhung der Vitalität, Schutz vor Grippe, Stärkung des Immunsystems

  Ethno Health OPC-Kraft
  - Wirkkomplex: Traubenkern-Extrakt
  - Ziel: Stärkung des Immunsystems

  Ethno Health Pilzkraft
  - Wirkkomplex: Raupenpilz
  - Ziel: Stärkung des Immunsystems, Erhöhung der Vitalität

Ethno Health Zellschutz-Komplex

- Wirkkomplex: Indol 5, Sulforaphan
- Ziel: Stärkung des Immunsystems, Erhöhung der Vitalität.

- *Spezielle Maßnahmen:* Psychoonkologische Betreuung, ab- und ausleitende Verfahren, individuelle Therapiemaßnahmen

PRODUKTÜBERSICHT

Mit hochdosierter Naturmedizin vorbeugen und stärken

Die wichtigsten Rezepturen der Ethno Health Apotheke

1. Algenkraft

- Wirkkomplex: Spirulina, Afa
- Ziel: Detox, gute Verdauung, B12-Versorgung
- Anwendung: Blockaden durch toxische Belastungen und Vergiftungen, Schwermetallvergiftung, Lebensmittelvergiftung, Amalgamsanierung, Verdauungsbeschwerden, Völlegefühl, Colitis ulcerosa, Morbus Crohn, chronische Reizzustände in Magen und Darm, allgemeines Schwächegefühl, Schilddrüsenunterfunktion, Jodmangel, Vitamin-B12-Mangel. Wirkt stärkend bei der Behandlung chronischer Erkrankungen und akuter Infekte. Es unterstützt das Immunsystem von Kindern.
- Zusammensetzung: Überzugsmittel Hydroxypropylmethylcellulose (pflanzliche Kapselhülle), 12,6 Prozent Spirulinapulver, 12,6 Prozent Fingertangpulver, 12,6 Prozent Chlorellapulver, 12,6 Prozent Knotentangpulver,

12,6 Prozent Braunalgen-Extrakt 10:1 (Ecklonia cava), 9,4 Prozent AFA-Algenpulver, 6,3 Prozent Braunalgenpulver (Undaria pinnatifida), 6,3 Prozent Rotalgenpulver, Cyanocobalamin

2. Astragalus 10

- Wirkkomplex: Astragalus
- Ziel: Stärkung des Qi, des Immunsystems und der Lebensgeister
- Anwendung: chronische Immunschwäche, Erschöpfung, Burnout, chronische Lungenerkrankungen, Appetitlosigkeit, schwache Glieder, blasse Gesichtsfarbe mit Schwindel, Kurzatmigkeit, Sehstörungen, Hörschwäche, schwache Stimme, Wortkargheit, spontanes Schwitzen, Kälteempfindlichkeit, chronischer Durchfall, Colitis ulcerosa, gynäkologische Blutungen, kraftloser und weicher Puls
- Zusammensetzung: Astragalus-Extrakt (enthält 10 Prozent Polysaccharide), Ural-Süßholzwurzel-Extrakt 10:1, Panax-Ginseng-Extrakt 10:1, Ingwerwurzel-Extrakt (enthält 5 Prozent Gingerole), Atractylodes-Wurzelstock-Extrakt 4:1, Getrocknete-Mandarinenschalen-Extrakt 10:1, Chinesische-Datteln-Extrakt 10:1, Chinesische-Engelwurz-Wurzel-Extrakt 10:1, Chinesische-Hasenohrwurzel-Extrakt 10:1, Silberkerzen-Wurzelstock-Extrakt 10:1

3. Augenkraft

- Wirkkomplex: Astaxanthin, Lycopin.
- Ziel: klares Sehen, Stärkung der Augennerven, Verbesserung der Augenfunktion.
- Anwendung: verschwommene Sicht, unklares Sehen (doppelt), Lesestörungen, Alterssichtigkeit, Augenschwäche, Keratitis, Skleritis, Glaukom, Katarakt, multiple Augenstörungen, Augeninfektionen. Wirkt Ermüdungserscheinungen, der Asthenopie und altersbedingter Makuladegeneration entgegen.
- Zusammensetzung: Karotten-Extrakt 10:1 (enthält 1 Prozent Carotinoide), Überzugsmittel Hydroxypropylmethylcellulose (pflanzliche Kapselhülle), Tagetes-erecta-Blüten-Extrakt (enthält 5 Prozent Lutein), Heidelbeer-Frucht-Extrakt (enthält 1 Prozent Anthocyane), Augentrostkrautpulver, Agaricus-blazei-murill-Extrakt (enthält 20 Prozent Polysaccharide), Judasohr-Extrakt (enthält 50 Prozent Polysaccharide), Tomatenfruchtpulver (enthält 10 Prozent Lycopine), Astaxanthinpulver (fermentativ aus Blakeslea trispora), Schwarze Johannisbeer-Fruchtsaftpulver, Tagetes-erecta-Frucht-Extrakt (enthält 5 Prozent Zeaxanthin), Dunaliellapulver (enthält 2,5 Prozent Betacarotin), Retinylacetat, Riboflavin.

4. Ayurveda Balance

- Wirkkomplex: Triphala
- Ziel: Verjüngungsmittel, Ausgleich der Energiebalance, Stärkung der Abwehrkräfte, Anregung des Stoffwechsels
- Anwendung: Störungen des körperlichen und mentalen Gleichgewichts, Verstopfung, Dysbiose, Infektionen, toxische Belastungen, Übergewicht, Kopfschmerz, Immunschwäche, Anämie. Es harmonisiert die drei Doshas Kapha, Pitta und Vata.
- Zusammensetzung: 53 Prozent Triphala-Extrakt 3:1 (Mischung besteht aus Terminalia-chebula-Fruchtextrakt, Terminalia-belerica-Fruchtextrakt und Emblica-officinalis-Fruchtextrakt im Verhältnis 1:1:1), Überzugsmittel Hydroxypropylmethylcellulose, Terminalia-chebula-Extrakt 4:1, Trennmittel: Magnesiumsalze von Speisefettsäuren, Trennmittel: Calciumcarbonat.

5. Blutdruck-Komplex

- Wirkkomplex: L-Arginin, Mistel
- Ziel: Regulierung des Blutdrucks, Stärkung des Kreislaufs, Stabilisierung des Gleichgewichts
- Anwendung: Bluthochdruck, Schwindel, Ohrgeräusche, Flimmersehen, Gereiztheit, körperliche Erschöpfung, Stress, Schulter- / Nackenverspannungen durch Anspannung

- Zusammensetzung: L-Arginin-Hydrochlorid, Überzugsmittel Hydroxypropylmethylcellulose (pflanzliche Kapselhülle), Reishi-Fruchtkörper-Extrakt (enthält 30 Prozent Polysaccharide), Katzenkralle-Extrakt 10:1, Eukalyptusblatt-Extrakt 10:1, Coenzym Q10, Mistelkraut-Extrakt 10:1, Olivenblatt-Extrakt 8:1 (enthält 20 Prozent Oleuropein)

6. Bupleurum 9

- Wirkkomplex: Hasenohr-Wurzel
- Ziel: Entkrampfung, löst Schmerzen, Entspannung.
- Anwendung: Muskelverspannungen, Kopf-, Nacken- und Gelenkschmerzen, innere Anspannung, anhaltende Oberflächensymptome wie gleichzeitiges Fieber und Frösteln, oft mit Shaoyang-Symptomen wie Druck und Völlegefühl in Brust und Oberbauch. Anspannung, Stress, Reizbarkeit, Leberprobleme, Tinnitus, Schwindel, Bluthochdruck
- Zusammensetzung: Chinesische-Hasenohrwurzel-Extrakt 10:1, Pinellia-Extrakt 10:1, Pfingstrosenwurzel-Extrakt 10:1, Zimtkassie-Zweig-Extrakt 10:1, Baikal-Helmkrautwurzel-Extrakt 10:1, Panax-Ginseng-Extrakt 10:1, Chinesische-Dattel-Extrakt 10:1, Ural-Süßholzwurzel-Extrakt 10:1, Ingwerwurzel-Extrakt (enthält 5 Prozent Gingerole)

7. Cholesterin-Komplex

- Wirkkomplex: Baobab
- Ziel: Fettabbau, Gefäßentkalkung, Stärkung der Leberfunktion
- Anwendung: Fettstoffwechselstörung, Hypercholesterinämie, Hypertriglyceridämie, Leberfunktionsstörung, Leberverfettung, Arteriosklerose, koronare Herzkrankheit
- Zusammensetzung: Afrikanischer Mangosamen-Extrakt 10:1, Überzugsmittel Hydroxypropylmethylcellulose (pflanzliche Kapselhülle), Roter-Reis-Extrakt (enthält 3 Prozent Monacolin K), Shiitake-Fruchtkörper-Extrakt (enthält 10 Prozent Polysaccharide), Maitake-Fruchtkörper-Extrakt (enthält 25 Prozent Polysaccharide), Judasohr-Fruchtkörper-Extrakt (enthält 50 Prozent Polysaccharide), Grapefruitsamen-Extrakt 3:1 (enthält 45 Prozent Flavonoide), Baobab-Fruchtpulver, Olivenblatt-Extrakt 8:1 (enthält 20 Prozent Oleuropein), Löwenzahnwurzel-Extrakt 4:1 (enthält 3 Prozent Flavonoide).

8. Cythula 12

- Wirkkomplex: Engelwurz-Wurzel
- Ziel: Lösung von Faszienverklebungen und Blockaden.
- Anwendung: starke Schmerzen in Faszien, Muskeln und Gelenken, Schulter-, Arm- und Rückenschmerzen, Fasziensyndrom, Gelenk-, Nacken- und Beinschmerzen, Fibromyalgie, Polyarthritis, Taubheitsgefühle, Rheuma, Arthritis, steife Glieder
- Zusammensetzung: Chinesische-Engelwurz-Wurzel-Extrakt 10:1, Wilde-Safranblüte-Extrakt 4:1, Pfirsichkern-Extrakt 10:1, Cythula-Wurzel-Extrakt 10:1, Szechuan-Liebstöckel-Extrakt 10:1, Lumbricus-terrestris-Extrakt 10:1, Ural-Süßholzwurzel-Extrakt 10:1, Myrrhe-Extrakt 10:1, Exkremente-Extrakt 10:1 (Komplexzahn-Gleithörnchen), Gebirgsangelikawurzel-Extrakt 10:1, Großblättriger-Enzian-Wurzel-Extrakt 10:1, Rundes-Zyperngras-Extrakt 10:1 (Nussgras)

9. Darmkraft

- Wirkkomplex: Lakto- und Bifido-Bakterien.
- Ziel: Aufbau einer gesunden Darmflora, Stabilisierung der Schleimhaut, Stärkung des Mikrobion, Regulierung der Darmfunktion
- Anwendung: Blähungen, Meteorismus, Colitis ulcerosa, Morbus Crohn, Divertikulose, chronische Durchfallerkrankungen, akuter Durchfall, Verstopfung. Unterstützt

die Darmsanierung und den Aufbau der Darmflora nach Antibiotika- oder Chemotherapie, bei Dysbiose und Fehlbesiedelung.
- Zusammensetzung: Inulin (aus der Zichorie), Überzugsmittel Hydroxypropylmethylcellulose (pflanzliche Kapselhülle), Zinkgluconat, Lactobacillus rhamnosus, Bifidobacterium breve (microverkapselt, Emulgator: E471), Bifidobacterium lactis (microverkapselt, Emulgator: E471), Lactobacillus bulgaricus, Lactobacillus casei, Lactobacillus plantarum (microverkapselt, Emulgator: E471), Lactobacillus salivarius (microverkapselt, Emulgator: E471), Lactobacillus paracasei (microverkapselt, Emulgator: E471), Bifidobacterium bifidum, Bifidobacterium infantis (microverkapselt, Emulgator: E471), Bifidobacterium longum (microverkapselt, Emulgator: E471)

10. Blutzucker-Komplex

- Wirkkomplex: Coprinus, Bockshornklee
- Ziel: Ausgleich des Blutzuckerspiegels, Entgiftung, Versorgung mit Omega-3
- Anwendung: Diabetes mellitus Typ 1 und Typ 2 (Altersdiabetes), erhöhter Blutzuckerspiegel
- Zusammensetzung: Überzugsmittel Hydroxypropylmethylcellulose (pflanzliche Kapselhülle), Rehmanniawurzel-Extrakt 10:1, Zimt-Extrakt 10:1, Bockshornkleesamen-Extrakt 10:1, Brennnesselblatt-Extrakt 10:1

(enthält 2 Prozent Kieselsäure), Buchweizenkrautpulver, Grüner-Tee-Extrakt (enthält 50 Prozent Polyphenole), Heidelbeer-Frucht-Extrakt (enthält 1 Prozent Anthocyane), Kurkuma-Extrakt 20:1 (enthält 95 Prozent Kurkumin), Braunalgenpulver (Undaria pinnatifida), Coprinuspilz-Fruchtkörper-Extrakt (30 Prozent Polysaccharide), Maitake-Fruchtkörper-Extrakt (enthält 10 Prozent Polysaccharide), Strauchpäonien-Wurzelrinden-Extrakt 10:1, Yamswurzelstock-Extrakt (enthält 20 Prozent Diosgenin), Kokospilz-Fruchtkörper-Extrakt 10:1, Orientalischer-Froschlöffelerdspross-Extrakt 10:1, Asiatische-Kornelkirsche-Frucht-Extrakt 4:1, Zinkoxid, Pyridoxin-Hydrochlorid, Chrom(III)chloridhexahydrat

11. Eiweiß-Vitalkomplex

- Ziel: Steigerung der Lebenskraft, Erhöhung von Vitalität und Widerstandskraft, Entgiftung.
- Anwendung: Zusätzliche Eiweißnahrung bei Kachexie, Mangelzuständen, Erschöpfung, körperlicher Schwäche, Muskelschwund, Antriebslosigkeit, Burnout. Gut in Verbindung mit Smoothies, dient als Nahrungsmittelersatz bei Fasten- und Entgiftungskuren. Eiweiß-Vital-Komplex beschleunigt zudem die Fettverbrennung.
- Zusammensetzung: 30 Prozent Hanfprotein (enthält 50 Prozent Proteine), 21 Prozent Reisproteinkonzentrat (enthält 80 Prozent Proteine), 18 Prozent Erbsenprotein-

isolat (enthält 80 Prozent Proteine), Süßlupinenmehl (kann Spuren von Gluten enthalten), Bio-Agavensaftpulver, Erdmandelpulver, Inulin (Agave), Calciumhydrogenphosphat, Acerola-Extrakt (17 Prozent Vitamin C), Camu-Camu-Extrakt (enthält 25 Prozent Vitamin C), Granatapfelsaftpulver, Aronia-melanocarpa-Extrakt 8:1 (enthält 2 Prozent Proanthocyanidine), Spinat-Extrakt 10:1, Brokkoli-Extrakt 20:1, Acai-Beeren-Extrakt 15:1, Goji-Extrakt (enthält 50 Prozent Polysaccharide), Garcinia-mangostana-Extrakt (enthält 20 Prozent Mangostin), Spirulinapulver, Chlorellapulver, Bio-Macapulver, Baobab-Fruchtpulver, Matcha-Blattpulver (camellia sinensis), Magnesiumoxid, Süßungsmittel: Steviolglycoside, Zinkgluconat, Kakaopulver (enthält Sojalecithin), Eisen(II) -sulfat, D-alpha-Tocopherylacetat, Natriumselenit, Nicotinamid, Kupfersulfat, Retinylacetat, Mangansulfat, Calcium-D-pantothenat, Thiaminhydrochlorid, Riboflavin, Cyanocobalamin, Pyridoxinhydrochlorid, Cholecalciferol, Kaliumiodid, Folsäure, D-Biotin

12. Enzymkraft

- Wirkkomplex: Papain, Quercetin
- Ziel: Stärkung des Immunsystems, Abschwellung, Beschleunigung der Wundheilung
- Anwendung: Frühstadium von Grippe und Infekten, akute Entzündungen, Gelenkschwellungen, Verletzungen,

Ödeme. Unterstützt die Nachbehandlung von Operationen, wirkt entzündungshemmend und antioxidativ.

- Zusammensetzung: Bromelain, Papain, Weintraubenkern-Extrakt (Vitis vinifera L., enthält 70 Prozent oligomere Proanthocyanidine (OPC)), pflanzliche Kapselhülle (Überzugsmittel: Hydroxypropylmethylcellulose), Quercetin (aus Styphnolobium japonicum), Ficin (enthält Sulphite), Rutin

13. Forsythiae 10

- Wirkkomplex: Goldglöckchen
- Ziel: Abwehrstärke, Immunstärke, Wärme
- Anwendung: Kälteempfinden und Frösteln, beginnende Grippe mit Gliederschmerzen, Kopfschmerzen, Halsschmerzen, Nackenschmerzen, Windaversion, verstopfte Nase
- Zusammensetzung: Japanisches-Geißblatt-Blüten-Extrakt 10:1 (Lonicera japonica Thunb), 16,7 Prozent Goldglöckchen-Frucht-Extrakt 10:1 (Forsythia suspensa), Chinesische-Ackerminze-Kraut-Extrakt 10:1 (Mentha haplocalyx Brip), Ballonblumen-Wurzel-Extrakt 10:1 (Platycodon grandiflorus), Kletten-Frucht-Extrakt 10:1 (Arctium lappa L.), Fermentierte-Sojabohnen-Extrakt 10:1 (Semen Sojae Praepatum), Ural-Süßholz-Wurzel-Extrakt 10:1 (Glycyrrhiza uralensis Fisch.), 10:1 Katzenminzekraut-Extrakt (Schizonepeta tenuifolia briq.), Schilfrohr-

Wurzelstock-Extrakt 10:1 (Rhaponticum carthamoides), Bambusblätter-Extrakt 10:1 (Lophatherum gracile)

14. Frauenkraft

- Wirkkomplex: Yamswurzelstock-Extrakt
- Ziel: Stärkung der weiblichen Kraft, Knochenaufbau, Stimmungsaufhellung, Regulierung des Hormonstoffwechsels
- Anwendung: Wechseljahrbeschwerden, Hitzewallungen und Schweißausbrüche, Osteoporose, Schlafstörungen, depressive Verstimmungen, Stimmungsschwankungen, Unzufriedenheit, Kopfdruck, Spannungen in der Brust, Wassereinlagerungen, Schmierblutungen und Stimmungsschwankungen, verminderte sexuelle Lust, Schlafstörungen, vaginale Trockenheit und Zyklusstörungen, Herzrasen, Myome, Haarausfall
- Zusammensetzung: 77 Prozent Yamswurzelstock-Extrakt (Dioscorea opposita Thunb., enthält 60 Prozent Diosgenin), Überzugsmittel Hydroxypropylmethylcellulose (pflanzliche Kapselhülle), Füllstoff Calciumcarbonat, Rhapontik-Rhabarberwurzel-Extrakt 20:1 (Rheum officinale Baill.), Mönchspfeffer-Extrakt 10:1 (Vitex agnus castus)

15. Gehirnkraft

- Wirkkomplex: Ginkgo, Hericium
- Ziel: Steigert die Konzentration, fördert erholsamen Schlaf, verbessert die Hirndurchblutung
- Anwendung: Konzentrationsstörungen, Gedächtnisschwäche, Vergesslichkeit, innere Unruhe, Schlafstörungen, Durchblutungsstörungen, Hörverlust, Tinnitus, Schwindel, depressive Verstimmung. Es stärkt die geistige Leistungsfähigkeit.
- Zusammensetzung: Ginkgo-biloba-Blatt-Extrakt 50:1 (enthält 24 Prozent Flavonglykoside), Magnesiumoxid, Überzugsmittel Hydroxypropylmethylcellulose (pflanzliche Kapselhülle), Agaricus-blazei-murill-Extrakt (enthält 20 Prozent Polysaccharide), pflanzliches Fettpulver (aus Leinsamen, enthält 40 Prozent Omega-3-Fettsäuren), Hericium-Fruchtkörper-Extrakt (enthält 30 Prozent Polysaccharide), Sojalecithin, Phosphatidylserin (Sojalecithin), Koffein, AFA-Algen-Pulver, Fisetin, Pteroylmonoglutaminsäure

16. Gelenkkraft

- Wirkkomplex: MSM
- Ziel: bewegliche Gelenke, Knorpelaufbau, leistungsfähige Muskulatur
- Anwendung: Arthrose, Abnutzung und Verschleiß in Knie und Hüftgelenken, Bandscheibenschaden, Muskelschwäche, Osteoporose, Osteochondrose, Osteomalazie, Rheuma
- Zusammensetzung: 39 Prozent D-Glucosaminsulfat-2 Kaliumchlorid (aus Krebstieren), 19,6 Prozent Methyl Sulfonyl Methan (MSM), 15 Prozent Chondroitinsulfat (aus Rind), Überzugsmittel Hydroxypropylmethyl-Cellulose (pflanzliche Kapselhülle), Raupenpilz-Extrakt 10:1, Korallencalcium (enthält 20 Prozent Calcium, Spuren von Krebstieren möglich), Shiitake-Extrakt (10 Prozent Polysaccharide)

17. Gentiana 10

- Wirkkomplex: Enziankraut
- Ziel: klarer Kopf, Entspannung, Leberkraft
- Anwendung: Kopfschmerzen, Schwindel, gerötete und schmerzende Augen, warme Ohren, Hitze, Reizbarkeit, Tinnitus, Schwerhörigkeit, Hypertonie, bitterer Geschmack, Gereiztheit, Ungeduld, schmerzhafte Miktion, brennender Schmerz, Schwitzen in der Leiste, Wut, Anspannung, Schwere

- Zusammensetzung: 15,4 Prozent Großblättriger-Enzian-Kraut-Extrakt 10:1 (Gentiana L.), Orientalischer-Froschlöffel-Erdspross-Extrakt 10:1 (Alisma orientale (Sam.) Juz.), Chinesisches-Hasenohr-Wurzel-Extrakt 10:1 (Bupleurum falcatum), Asiatischer-Wegerich-Samen-Extrakt 10:1 (Plantago asiatica L.), Clematis-Stängel-Extrakt 10:1 (Clematis armandi Franch.), Chinesische-Engelwurz-Wurzel-Extrakt 10:1 (Angelica sinensis Diels), Ural-Süßholz-Wurzel-Extrakt 10:1 (Glycyrrhiza uralensis Fisch), Baikal-Helmkraut-Wurzel-Extrakt 10:1 (Scutellaria baicalensis), Rehmannia-Wurzel-Extrakt 10:1 (rehmanniae), Gelbbeeren-Frucht-Extrakt 10:1 (Gardenia florida)

18. Herzkraft

- Wirkkomplex: Carnitin, Granatapfel
- Ziel: Verbesserung aller Herzfunktionen, Optimierung der Sauerstoffzufuhr fürs Gehirn
- Anwendung: Herzmuskelschwäche, Hypotonie, Antriebslosigkeit, schnelle Erschöpfung nach körperlicher Belastung, flache Atmung, Koronarsyndrom, Schwindel, orthostatische Dysregulation, Alterungserscheinungen. Dient der Stabilisierung von Herz, Kreislauf und Blutdruck.
- Zusammensetzung: L-Carnitintartrat, L-Arginin-Hydrochlorid, Überzugsmittel Hydroxypropylmethyl-Cellulose (pflanzliche Kapselhülle), Shiitake-Extrakt (enthält 10 Prozent Polysaccharide), Granatapfelschalen-Extrakt

(enthält 40 Prozent Ellagsäure), Granatapfelsaftpulver, Granatapfelkernmehl, Coenzym Q10, Weißdornbeerenpulver, Mistelkrautpulver, Knoblauchpulver, Aronia-melanocarpa-Extrakt 7:1, Thiaminhydrochlorid.

19. Immunkraft

- Wirkkomplex: Schisandra, Camu-Camu
- Ziel: Erhöhung der Vitalität, Schutz vor Grippe, Stärkung des Immunsystems
- Anwendung: akute und chronische Infekte, Stärkung des Immunsystems, Vorbeugung vor viralen und bakteriellen Infektionen
- Zusammensetzung: Überzugsmittel Hydroxypropylmethyl-Cellulose (pflanzliche Kapselhülle), 12 Prozent Aronia-melanocarpa-Extrakt 5:1 (enthält 2 Prozent Proanthocyanidine), 12 Prozent Cranberrypulver, 12 Prozent Camu-Camu-Extrakt 4:1 (enthält 25 Prozent Vitamin C), 12 Prozent Acerola-Extrakt 13:1 (enthält 17 Prozent Vitamin C), 9 Prozent Baobab-Fruchtpulver, 9 Prozent Acai-Extrakt 15:1, 6 Prozent Schisandra-Extrakt 2:1, 6 Prozent Goji-Extrakt 13:1 (enthält 50 Prozent Polysaccharide), 6 Prozent Heidelbeer-Extrakt 45 :1 (enthält 10 Prozent Anthocyanidine)

20. Leberkraft

- Wirkkomplex: Wermut, Silymarin
- Ziel: Optimierung und Entschlackung des Stoffwechsels, Stärkung der Leberfunktion
- Anwendung: Entgiftung und Entschlackung bei toxischen Belastungen, Leberreinigung und Stärkung bei Leberfunktionsstörungen, Alkoholabusus, Leberzirrhose, Gallensteine, Gallengries, erhöhte Leberwerte, Hepatitis, chronische Verdauungsstörungen, Völlegefühl
- Zusammensetzung: Überzugsmittel Hydroxypropylmethylcellulose (pflanzliche Kapselhülle), Chlorellapulver, Löwenzahnwurzel-Extrakt 4:1 (enthält 3 Prozent Flavonoide), Weißdornbeerenpulver, Wermutkrautpulver, Kurkuma-Extrakt 20:1 (enthält 95 Prozent Kurkumin), Brennnesselblatt-Extrakt 10:1 (enthält 2 Prozent Kieselsäure), Mariendistelsamen-Extrakt (enthält 80 Prozent Silymarin), Reishi-Fruchtkörper-Extrakt (enthält 30 Prozent Polysaccharide), L-Cystein Hydrochlorid (Monohydrat), Alpha-Liponsäure, Nelkenpfeffer, Bärlauchkrautpulver

21. Lungenkraft

- Wirkkomplex: Tragant, Agaricus
- Ziel: Optimierung von Atmung und Sauerstoffversorgung, Erhöhung des Lungenvolumens
- Anwendung: Lungenfunktionsstörungen, chronische Lungenerkrankungen, Lungenschwäche mit flacher Atmung und Atemnot, Asthma, Allergien, Bronchitis, Lungenoperation oder Pneumonie
- Zusammensetzung: Überzugsmittel Hydroxypropylmethylcellulose (pflanzliche Kapselhülle), Tragantwurzel-Extrakt, Agaricus-blazei-murill-Extrakt (enthält 20 Prozent Polysaccharide), Reishi-Fruchtkörper-Extrakt (enthält 30 Prozent Polysaccharide), Ascorbinsäure, Bibernellenkraut-Extrakt 10:1, Ysopkraut-Extrakt 10:1, D- und L-alpha-Tocopherylacetat, L-Cystein Hydrochlorid-Monohydrat, Eukalyptusblatt-Extrakt 10:1, Eibischwurzel-Extrakt, Königskerzenblatt-Extrakt 10:1, Lungenkraut-Extrakt 10:1, Trennmittel: Magnesiumsalze der Speisefettsäuren, Thymian-Extrakt 10:1, Retinylacetat, Gewöhnlicher-Andorn-Krautextrakt 10:1

22. Männerkraft

- Wirkkomplex: Afrikanische-Kartoffel-Extrakt
- Ziel: Verkleinerung der Prostata, Normalisierung des Harnflusses, Blasenstärkung
- Anwendung: Vorbeugung und Behandlung der gutartigen Prostatavergrößerung (benigne Prostatahypertrophie), Überlaufblase, Restharnbildung, Prostataschmerzen, Potenzprobleme
- Zusammensetzung: 24 Prozent Afrikanische-Kartoffel-Extrakt (Hypoxis rooperi, enthält 2,5 Prozent Beta-Sitosterol), Sägepalmen-Frucht-Extrakt (Serenoa repens, enthält 5 Prozent Polysterole), Überzugsmittel Hydroxypropylmethylcellulose (pflanzliche Kapselhülle), Kürbiskern-Extrakt 4:1 (Cucurbita moschata Duch), Brennnesselblatt-Extrakt 10:1 (Urtica dioica, enthält 2 Prozent Siliciumdioxid), Roggensamen-Extrakt 20:1 (Secale cereale), Afrikanische-Pflaumenbaumrinde-Extrakt 5:1 (Pygeum africanum)

23. Zellschutz-Komplex

- Wirkkomplex: Indol-3-Carbinol
- Ziel: antitumorös, präventiv, immunstärkend
- Anwendung: Prävention, Onkologie, begleitende Therapie bei Krebserkrankungen (auch präventiv), begleitend zur Chemotherapie, Entzündungen und Geschwüre aller Art, Rheuma, Immundefizite
- Zusammensetzung: 25 Prozent Indol-3-Carbinol, Brokkolisprossen-Extrakt 10:1 (Brassica oleracea var. Italica, enthält 0,5 Prozent Sulforaphan), Überzugsmittel Hydroxypropylmethylcellulose (pflanzliche Kapselhülle), Trennmittel Magnesiumsalze der Speisefettsäuren, Meerrettich-Wurzel-Extrakt 10:1 (Armoracia rusticana), Quercetin (aus Styphnolobium japonicum), L-Ascorbinsäure, Große-Kapuzinerkresse-Krautpulver (Tropaeolum majus L.), Weißkohl-Blatt-Extrakt 10:1 (Brassica oleracea var. Capitata), Blumenkohl-Extrakt 10:1 (Brassica oleracea var. Botrytis, enthält 0,5 Prozent Sulforaphane), Senfsamen-Extrakt 10:1 (Brassicaceae)

24. OPC-Kraft

- Wirkkomplex: Traubenkern-Extrakt
- Ziel: Stärkung des Immunsystems
- Anwendung: rezidivierende Infektionen, chronische Immunschwäche, Schwäche nach Operationen, Rekonvaleszenz, akute Infektionen, persistierende fieberhafte

Zustände. Dient der Immunmodulation, wirkt als begleitende Therapie bei lebensbedrohlichen Erkrankungen.

- Zusammensetzung: 40,8 Prozent Traubenkern-Extrakt 120:1 (enthält oligomere Proanthocyanidine), Überzugsmittel: Hydroxypropylmethyl-Cellulose (pflanzliche Kapselhülle), 6,8 Prozent Pomeranzenfrucht-Extrakt 6:1 (enthält 60 Prozent Bioflavonoide), Polygonum-cuspidatum-Extrakt (enthält 98 Prozent Resveratrol), Papaya-Extrakt 10:1, Hesperidin (aus Citrus x aurantium), 4,8 Prozent Pinienrinden-Extrakt 15:1 (enthält 95 Prozent Proanthocyanidine), Quercetin, Rutin, Salvestrole

25. Pilzkraft

- Wirkkomplex: Raupenpilz
- Ziel: Stärkung des Immunsystems, Erhöhung der Vitalität
- Anwendung: Immunschwäche, Fettstoffwechselstörung, Infekte, Osteoporose, Rheuma, Herz-Kreislauf-Erkrankungen, lebensbedrohliche Erkrankungen. Wirkt aufbauend, stärkend und harmonisierend bei körperlicher Erschöpfung.
- Zusammensetzung: 21,4 Prozent Reishi-Extrakt (enthält 30 Prozent Polysaccharide), 21,4 Prozent Raupenpilz-Extrakt 10:1, Überzugsmittel Hydroxypropylmethyl-Cellulose (pflanzliche Kapselhülle), 12,3 Prozent Hericium-Extrakt (enthält 30 Prozent Polysaccharide), 12,3 Prozent

Shiitake-Extrakt (enthält 10 Prozent Polysaccharide), 12,3 Prozent Maitake-Extrakt (davon 25 Prozent Polysaccharide).

26. Polygoni 7

- Wirkkomplex: Knöterichwurzel
- Ziel: Anti-Aging, männliche / weibliche Kraft, Fruchtbarkeit
- Anwendung: Haarverlust und frühzeitiges Ergrauen der Haare, frühzeitige Zahnprobleme, vorzeitiges Altern, Potenzprobleme, Schwäche und Schmerzen im Lumbalbereich und in den Knien, häufiges Wasserlassen, Osteoporose, chronisch infektiöse Hepatitis, Wechseljahrprobleme, Unfruchtbarkeit, Potenzstörung
- Zusammensetzung: Vielblütiger-Knöterich-Wurzel-Extrakt 10:1 (Polygonum multiflorum thunb.), Kokospilz-Fruchtkörper-Extrakt 10:1 (Poria cocos), Chinesische-Engelwurz-Wurzel-Extrakt 10:1 (Angelica sinensis Diels), Bocksdorn-Früchte-Extrakt 10:1 (Lycium barbarum L.), Zweizähnige-Spreublumen-Wurzel-Extrakt 10:1 (Achyranthes aspera), Chinesischer-Teufelszwirn-Samen-Extrakt 10:1 (Cuscuta chinensis Lam.), Asphaltklee-Samen-Extrakt 10:1 (Psoralea corylifolia L.).

27. Rehmannia 6

- Wirkkomplex: Rehmannia-Wurzel
- Ziel: Lebenskraft, Lebensfreude, Leichtigkeit
- Anwendung: Erschöpfung, Burnout, Muskelschwäche, Schwäche und Schmerzen im Lumbalbereich und in den Knien, Benommenheit, Schwindel, Tinnitus, Gehörschwäche, Sehstörungen, Nachtschweiß, heiße Handflächen und Fußsohlen, Mund- und Halstrockenheit, Durst
- Zusammensetzung: Rehmannia-Wurzel-Extrakt 10:1, Asiatische-Kornelkirsche-Extrakt 4:1, Yamswurzel-Extrakt (20 Prozent Diosgenin), Kokospilzmyzel-Extrakt 10:1, Strauchpäonien-Wurzelrinden-Extrakt 10:1, Orientalischer Froschlöffel-Erdspross-Extrakt 10:1

28. Inflam-Komplex

- Wirkkomplex: Tripterygium, Weihrauch
- Ziel: Abschwellung und Mobilisierung der Gelenke, schmerzlösend
- Anwendung: Arthritis, Rheuma mit Schmerzen und Schwellungen an Hand- und Fußgelenken, morgendliche Gelenksteife insbesondere in den Handgelenken
- Zusammensetzung: Weihrauch-Extrakt (enthält 65 Prozent Boswellinsäuren), Tripterygium-wilfordii-Extrakt 10:1, Überzugsmittel Hydroxypropylmethylcellulose (pflanzliche Kapselhülle), Kurkuma-Extrakt 20:1 (enthält 95 Prozent Kurkumin), Myrrheharz-Extrakt 10:1, Brenn-

nesselblatt-Extrakt 10:1 (enthält 2 Prozent Kieselsäure), Weidenrinden-Extrakt 10:1, Hericium-Fruchtkörper-Extrakt (enthält 30 Prozent Polysaccharide)

29. Schisandra 13

- Wirkkomplex: Lebensbaum-Samen
- Ziel: klarer, ruhiger Geist, erholsamer Schlaf, starkes Herz
- Anwendung: Herzunruhe, Grübeln, Gereiztheit, Widerstand, Palpitationen, Müdigkeit, Schlafstörungen, Konzentrationsstörungen, Vergesslichkeit, Verdauungsbeschwerden, Nachtschweiß, Zungenulzerationen, Wechseljahrbeschwerden
- Zusammensetzung: Rehmanniawurzel-Extrakt 10:1, Chinesische-Spargelwurzel-Extrakt 5:1, Schlangenbartwurzel-Extrakt 5:1, Chinesische-Engelwurz-Wurzel-Extrakt 10:1, Wilde-Dornkirsche-Samen-Extrakt 4:1, Chinesische-Beerentraube-Extrakt 2:1 (Schisandra chinensis), Chinesischer-Lebensbaum-Samen-Extrakt 10:1, Ballonblumenwurzel-Extrakt 10:1, Ningpo-Braunwurzwurzel-Extrakt 10:1, Rotwurzel-Salbei-Extrakt 10:1, Panax-Ginseng-Extrakt 10:1, Kokosmyzel-Extrakt 10:1, Kreuzblumenwurzel-Extrakt 10:1

30. Weidenkraft

- Wirkkomplex: Silberweidenrinden-Extrakt
- Ziel: Schmerzlösung, Entkrampfung, freie Beweglichkeit.
- Anwendung: Migräne, Spannungskopfschmerzen, Rückenschmerzen, Gelenkschmerzen, Entzündungen, Erkältung mit Fieber, Zahnschmerzen, Arthrose, Rheuma
- Zusammensetzung: 53 Prozent Silberweidenrinden-Extrakt 10:1 (Salix alba), Überzugsmittel Hydroxypropylmethylcellulose (pflanzliche Kapselhülle), Pestwurz-Wurzel-Extrakt 10:1 (Petasites hybridus), Wermutkraut-Kraut-Extrakt 10:1 (Artemisium absinthum L.), Pappelrindenpulver (Populus bonatii), Teufelskralle-Wurzel-Extrakt 4:1 (Harpagophytum procumbens), Trennmittel Magnesiumsalze der Speisefettsäuren (E 470 b)

31. Uncaria 11

- Wirkkomplex: Indischer Morgenstern
- Ziel: Regulierung des Blutdrucks, Beruhigung, Ausgeglichenheit
- Anwendung: Hypertonie, Kopfschmerzen, Schwindel, Tinnitus, aufsteigende Hitze, Seh- und Schlafstörungen, Schwerhörigkeit, Zucken und Spasmen in den Extremitäten, Lähmungen
- Zusammensetzung: Seeohren-/Abalone-Schalen-Extrakt 10:1 (Haliotidis Concha), Vielblütiger-Knöterich-Stängel-Extrakt 10:1 (Polygonummultiflorum thunb.),

Maulbeermistel-Stängel-Extrakt 10:1 (Taxillus chinensis), Kokospilz-Fruchtkörper-Extrakt 10:1 (Poria cocos), Chinesischer-Guttapercha-Blatt-Extrakt 10:1 (Eucommia ulmoides Oliv.), Indischer-Morgenstern-Extrakt 10:1 (Uncariae Ramulus), Chinesisches-Mutterkraut-Extrakt 10:1 (Leonurus heterophyllus Sweet), Cythula-Wurzel-Extrakt 10:1 (Cythula officinalis Kuan), Rosenwurz-Extrakt (Rhodiola rosea) (enthält 5 Prozent Rosavin), Himmelshanf-Wurzelstock-Extrakt 10:1 (Gastrodia elata BL.), Gelbbeeren-Frucht-Extrakt 10:1 (Gardenia florida)

32. Wurzel-Komplex

- Wirkkomplex: Angelikawurzel, Tragantwurzel
- Ziel: Stärkung von Lebenskraft und Leistungsfähigkeit, Erhöhung von Standfestigkeit und Selbstbewusstsein
- Anwendung: Burnout, körperliche und psychische Schwächezustände, generalisierte Erschöpfung, Schlafstörungen, Müdigkeit, innere Rastlosigkeit, depressive Grundstimmung, Antriebslosigkeit, Alterungsstörungen
- Zusammensetzung: Überzugsmittel Hydroxypropylmethyl-Cellulose (pflanzliche Kapselhülle), 13 Prozent Tragantwurzel-Extrakt (enthält 10 Prozent Polysaccharide), 10 Prozent Panax-Ginseng-Extrakt 10:1, 10 Prozent Taigawurzelpulver, 10 Prozent Eleutherococcus-Extrakt (enthält 0,8 Prozent Eleutheroside), 10 Prozent Ashwagandha-Wurzelextrakt (enthält 2,5 Prozent Withanolide),

6,7 Prozent Ural-Süßholzwurzel-Extrakt 10:1, 6,7 Prozent Ingwerwurzel-Extrakt (enthält 5 Prozent Gingerol), 6,7 Prozent Rhodiola-rosea-Extrakt (enthält 3 Prozent Rosavin), Bio-Macapulver, 4 Prozent Angelikawurzel-Extrakt 10:1

33. Ziziphus 9

- Wirkkomplex: Wilde-Dornkirsche-Samen
- Ziel: Selbstvertrauen, fester Wille, Kraft
- Anwendung: Angst, Unruhe, Erschöpfung, Herzklopfen, Vergesslichkeit, Konzentrationsstörungen, Schlaflosigkeit, exzessives Träumen, Zwänge und Phobien, Blutarmut, Zurückgezogenheit, Appetitlosigkeit, Blässe, schwache Mitte
- Zusammensetzung: Kokospilz-Fruchtkörper-Extrakt 10:1 (Poria cocos), Tragant-Wurzel-Extrakt 10:1 (Astragalus membranaceus), Drachenauge-Extrakt 5:1 (Longan), Ginseng-Extrakt 10:1 (Panax ginseng), Wilde-Dornkirschen-Extrakt 4:1 (Ziziphus jujuba Mill), Chinesische-Engelwurzwurzel-Extrakt 10:1 (Angelica sinensis Diels), Kreuzblumen-Wurzel-Extrakt 10:1 (Polygala tenuifolia), Chinesische-Datteln-Frucht-Extrakt 10:1 (Ziziphus jujuba Mill. var.), Ingwer-Wurzelstock-Extrakt 10:1 (Zingiber officinale), Alant-Wurzel-Extrakt 10:1 (Aucklandiae radix), Ural-Süßholz-Wurzel-Extrakt 10:1 (Glycyrrhiza uralensis Fisch)

Spezialrezepturen der Tibetischen Medizin

Tibetian Lung

Lung bedeutet übersetzt so viel wie „Wind“ und bildet sich aus Luft und Äther. Zu den wichtigen Lung-Funktionen gehören die zum Leben notwendigen Bewegungen des Atems, des Herzens und der Verdauung. Das Nervensystem, der Bewegungsapparat und die Immunität zählen zu den wichtigsten Aspekten von Lung. Psychosomatische Störungen sind typische Lung-Störungen.

- Typische Lung-Krankheiten: Stress, Unruhe, Erschöpfung, zu viel Denken, Ängste, Nervosität, Schlaflosigkeit, psychische Erkrankungen, Depressionen, Herzunruhe, Herzstolpern, Tinnitus, Schwindel, Schulter- und Nacken-Verspannungen, Zahnfleischschwund, Empfindungsstörungen, Anämie, Parkinson, MS
- Stärke: Leichtigkeit, Heiterkeit und Lebensfreude, Wachheit, Klarheit, Kreativität
- Schwäche: Angst, Kummer, Traurigkeit, Unsicherheit, Depression, Unruhe, Konzentrationsstörungen
- Gefahr: Gier, Anhaftung, zu viel Denken
- Tibetian Lung Rezeptur: geheimes Originalrezept

Tibetian Tripa

Tripa heißt übersetzt „Galle“ und entsteht aus dem Element Feuer. Sie manifestiert sich im Körper als Wärme. So ist es verantwortlich für die Temperaturregelung, Stoffwechsel- und Verdauungsvorgänge sowie für die Intelligenz und die geistigen Fähigkeiten des Menschen.

- Typische Tripa-Krankheiten: Augenkrankheiten, Herzkrankheiten, Magen- und Zwölffingerdarmgeschwüre, Krebs, Infektions- und Hautkrankheiten, Ekzeme, überforderte Milz, Leber, Bauchspeicheldrüse, starke Monatsblutungen, Entzündungen, Darmerkrankungen, Colitis ulcerosa, Diabetes, Prostataerkrankungen
- Stärke: viel Energie, Ausstrahlung, strahlende Augen, begeisterungsfähig, zielorientiert
- Schwäche: Aggressionen, Neid, Hass, Eifersucht, Stolz
- Gefahr: Hass, Wut, Frustration
- Tibetian Tripa Rezeptur: geheimes Originalrezept

Tibetian Beken

Beken wird als Schleim übersetzt und steht für das Prinzip der Ordnung und Stabilität im Organismus. Es bildet sich aus Wasser und Erde. Es reguliert die Körperflüssigkeiten. Beken steht für Stabilität, fördert das Gedächtnis und eine gute Konzentration. Es erzeugt einen tiefen Schlaf und erholsame Ruhe und wirkt als stabilisierendes Element geistiger Unruhe entgegen.

- Typische Beken-Krankheiten: Appetitlosigkeit, Verdauungsschwäche, Fettleibigkeit, Erbrechen, Erkältung, Husten, Bronchitis, Asthma, Nierensteine, Tumore, Kropf, Rheuma, Arthrose, Ödeme

- Stärke: ruhige beständige Persönlichkeit, Geduld, Mitgefühl, Zärtlichkeit, Standfestigkeit, Geduld
- Schwäche: fehlende Antriebskraft, Lethargie, Ignoranz, Trägheit. Er ist geistig festgefahren und unbeweglich.
- Gefahr: Ignoranz, Trägheit, Verdrängung, Unbeweglichkeit, nicht hinschauen und nicht verändern wollen
- Tibetian Beken Rezeptur: geheimes Orginalrezept

Rezepturen mit hoher Bioverfügbarkeit bei chronischen Erkrankungen

Curcumin-Loges®

- Indikation: Rheuma, Colitis ulcerosa, Krebserkrankungen
- Zusammensetzung: Boswellia Extrakt 73 mg, Kurkuma Extrakt 34 mg, Vitamin D 20 yg

Catechin-Loges®

- Indikation: Krebserkrankungen
- Zusammensetzung: Grüntee-Extrakt 300 mg, Acerola-Pulver 60 mg

Vaso-Loges®

- Indikation: Gefäßstärkung bei Artheriosklerose mit Verengung des Gefäßendothels, Gerinnungshemmung, Thrombozytenaggregationshemmung

- Zusammensetzung: Arginin 600 mg, Pycnogenol (französische Meereskieferrinde) 20 mg, Alpha Liponsäure 2 mg, Vitamin B6,12 und K2

Dysto-Loges®

- Indikation: nervöse Erschöpfung, Angststörungen, Depressionen, Schlafstörungen
- Inhaltsstoffe: 13,0 mg Passiflora incarnata Ø, 39,0 mg Gelsemium Trit. D4, 31,2 mg Reserpinum Trit. D6, 33,3 mg Coffea Trit. D6, 33,3 mg Veratrum Trit. D6

Thyreo-Loges®

- Indikation: Schilddrüsenfunktionsstörungen, insbesondere Überfunktion
- Zusammensetzung: Lycopus europaeus Ø 1,0 g (Uferwolftrappkraut), Badiaga Dil. D4 vinos. 0,5 g (Flussschwamm)

Rezepturen zur Stärkung des vegetativen Nervensystems

Gluthadion Rezeptur 1

- Indikation: Schwächung des Parasympathikus mit überschießendem Sympathikus durch Stressbelastungen. Burnout, Hypertonie, Schlafstörungen, Diabetes mellitus, rezidivierende Infekte, Rückenschmerzen / Lumbalgien, Fibromyalgie, COPD, rheumatoide Athritis, erektile Dysfunktion / Infertilität, Nervosität, Adipositas, allergische Erkrankungen, Reizdarm / Colon spasticum, Schwindel, Tinnitus, Migräne

- Zusammensetzung: Cholinchlorid 125 mg, Procain-HCl 30 mg, L-Glutathion 600 mg, N-Acetyl-L-Cystein 300 mg, Magnesium-L-Aspartat-Dihydrat 1484 mg,Kaliumchlorid 15 mg, Taurin 1000 mg

Myers Cocktail

- Indikation: Chronisches Müdigkeitssyndrom, Schwäche, Erschöpfung
- Zusammensetzung: Ascorbinsäure 7,5 g, Magnesiumchlorid 380 mg, Calciumchlorid 138 mg, Thiamin-HCL, Nicotinamid, D-Panthenol, Pyridocin HCL jew. 100 mg, Riboflavin 10 mg, Folsäure 5 mg, Hydroxycobalaminacetat 1 mg

Procain-Basen-Infusion

- Indikation: alle Formen der Übersäuerung des Körpers, Entwöhnung nach Magensäureblocker Abusus
- Zusammensetzung: Natriumhydrogencarbonat 8 g, Procain-HCL 100 mg, Thiamin-HCL, Pyridoxin HCL jew 100 mg, Folsäure 5 mg, Hydrocobalaminacetat 3 mg

Neurokomplex Landsberger

- Indikation: Hirndurchblutungsstörungen, Parästhesien, Gefühlsstörungen, MS (multible Sklerose), Parkinson, Alzheimer, Schlaganfall, Autismus, Depression
- Zusammensetzung: L-Ornithin-L-Aspartat 2000 mg, L-Phenylalanin, N-Acetyl-L-Tyrosin, L-Arginin-HCl, Taurin, L-Asparagin-Monohydrat, Glycin, L-Lysin-HCl jew. 1000 mg

DMSO Fischer

- Indikation: Immunmodulation bei allen Entzündungs- und Regenerationsprozessen, Geweberegeneration, Durchblutungsförderung, entzündliche Gelenkerkrankungen, Rheuma, Psoriasis, Verletzungen
- Zusammensetzung: Dimethylsulfoxid 7,5 g, Procain HCL 200 mg, Magnesiumchlorid Hexahydrat 106 mg, Natriumhydrogencarbonat

Aufbaukuren am Steinhuder Meer

Bei einer Kur in unserem beschaulichen Ferienort Steinhude wollen wir Sie in entspannter Atmosphäre einladen und inspirieren, neue Wege zu beschreiten, damit neben Gesundheit auch Lebenskraft und Leichtigkeit wieder Ihren Alltag bestimmen. Wir beleuchten mit modernsten und traditionellen Methoden alle Faktoren, die zu Ihrem persönlichen Wohlbefinden beitragen und entwickeln mit Ihnen zusammen nachhaltige Strategien, um Ihr Leben vitaler und kraftvoller zu gestalten. Mit zum Teil unkonventionellen Methoden begeben wir uns mit Ihnen auf die Suche nach den wahren Ursachen Ihrer Krankheit, mit dem Ziel, diese aufzuspüren und nachhaltig auszumerzen.

Dabei verwenden wir neuste wissenschaftliche Erkenntnisse aus der Epigenetik, der Psychoneuroimmunologie (body mind medicin), der Quantenbiologie sowie der Anti-Aging-Medizin und verbinden sie mit traditionell gereiftem Heilwissen aus unterschiedlichen Kulturen und Zeiten unseres Planeten.

In meiner Praxis läuft eine klassische Kur in sieben Schritten ab. Die Kurdauer beträgt fünf bis zwölf Tage. Dabei werden neben verschiedenen anderen Heilverfahren die individuell für den Patienten passenden Rezepturen verordnet. Wir bieten im Rahmen seines Aufenthaltes in Steinhude ein individuell auf die Bedürfnisse des Patienten abgestimmtes Kurprogramm an. Dieses umfasst zunächst eine gründliche Befunderhebung mit verschiedensten diagnostischen Verfahren und die Erstellung eines individuellen Therapieplans.

Vorrangiges Ziel ist es, den Patienten ganzheitlich so zu erfassen, dass wir die notwendigen Schritte einleiten können, um ihn zunächst zu entschleunigen und sein vegetatives Nervensystem in eine stabile Balance zu bringen.

Zu guter Letzt

Beginnen Sie jetzt in diesem Augenblick damit, Ihr Leben neu zu denken:

1. indem Sie Ihr ganz persönliches Leben als ein wunderbares Geschenk sehen.
2. Es ist eine Einladung, das Leben mit seinen Möglichkeiten zu feiern.
3. Betrachten Sie alles als ein „ich darf", nicht als ein „ich muss".
4. Erlauben Sie sich, sich von jedem Augenblick an von all den kleinen Geschenken, die es bringt, „verzücken" zu lassen.
5. Alles, was geschieht, passiert *für Sie* und nicht *gegen Sie*.
6. Erlauben Sie sich, all die Signale und Botschaften des Körpers als Ausdruck der Weisheit Ihres Seins zu betrachten, und schenken Sie ihnen Aufmerksamkeit.
7. Vertrauen Sie Ihrem Körper, seinen Botschaften und seiner Weisheit, und folgen Sie ihnen ganz praktisch.
8. Folgen Sie nachhaltiger als je zuvor der Stimme Ihres Herzens.
9. Folgen Sie der feinen Spur, die Sie zu mehr Wahrhaftigkeit und Authentizität hinführt.
10. Investieren Sie mehr Zeit und Intensität in Ihre spirituelle Neuausrichtung.

Und: Es gibt 1.000 Gründe, täglich mehr zu lachen!

Morgenritual: Lachübung

Beginnen Sie jeden Morgen mit einem herzhaften Lachen. Das baut ein gutes Stimmungsfeld für den ganzen Tag auf. Wenn Sie schon beim Erwachen lachen, fühlen Sie, wie absurd das Spiel des Lebens ist. Nichts ist wirklich todernst. Alle Wertungen, Enttäuschungen, Vorstellungen und Gedanken sind letztlich lächerlich. Räkeln und strecken Sie sich jeden Morgen gleich nach dem Aufwachen wie eine Katze, noch bevor Sie die Augen aufmachen. Dehnen Sie jede Faser Ihres Körpers. Nachdem die Augen noch einige Minuten geschlossen bleiben, fangen Sie an zu lachen. Am Anfang werden Sie es noch absichtlich machen müssen, aber schon bald wird es in ein herzhaftes Lachen übergehen. Verlieren Sie sich ganz im Lachen und die Stimmung des Tages wird sich grundlegend verändern.

Zusätzliche Tipps:

- Gehen Sie vor 23:00 Uhr ins Bett und stehen Sie morgens früh auf. Sie werden allen voraus sein und haben zwei Stunden mehr vom Tag.
- Meditieren Sie gleich nach dem Aufwachen mindestens elf Minuten. Dies reduziert Stress und lässt Sie achtsamer mit Ihren Gedanken umgehen. So wird Sie ein großartiger Start in den Tag erwarten.
- Üben Sie sich täglich in Dankbarkeit. Bedenken Sie, wie viele Gründe es in jedem Augenblick gibt, dankbar zu sein. Zu oft verlieren wir das Gefühl dafür.

- Lesen Sie häufig gute Bücher und vermeiden Sie es, zu viel Zeit in den sozialen Medien zu verbringen.
- Praktizieren Sie öfter Handy-Fasten. Sie sollten über Ihre Handynutzung bestimmen, nicht andere.
- Lachen Sie täglich mehrfach. Es gibt genügend Gründe dafür. Es wird Ihre Gesichtsmuskeln entspannen.
- Tun Sie täglich etwas Verrücktes. Wenn Sie immer in Ihrer Komfortzone bleiben, werden Sie nie Ihr volles Potenzial erreichen. Fürchten Sie keine Rückschläge, wenn Sie die Komfortzone verlassen. So werden Sie lernen und schneller wachsen, und Ihr Selbstvertrauen wird rasant wachsen.
- Nutzen Sie den „Gong der Achtsamkeit", um einmal pro Stunde für zwei Minuten tief den Augenblick einzuatmen und alles tief auszuatmen, was nicht in den Augenblick gehört.
- Vermeiden Sie jede Form chemischer Medikamente, und nutzen Sie die Heilkräfte der Naturheilpflanzen.
- Lassen Sie sich vom Augenblick berühren, atmen Sie in ihn hinein, und lassen Sie sich begeistern von dem, was Ihre Sinne Ihnen mitteilen. Staunen Sie, und lachen Sie auch über sich selbst, wenn es einmal nicht so klappt, wie es sich ein Teil von Ihnen wünscht. Haben Sie Vertrauen in Ihre Kraft, und erwarten Sie das Beste – es kommt schneller als Sie denken.

In den Augenblick atmen – hier und jetzt

Es liegt in unserer Hand, welche Aufmerksamkeit, Zeit und Intensität wir darauf verwenden, immer wieder aufs Neue Rahmenbedingungen zu schaffen und zu optimieren, unter denen unser Qi frei fließen und sich unsere Lebendigkeit freier, leichter und kraftvoller entfalten kann.

Alles steht uns zur Verfügung. Wissen und erlebte Erfahrung sind ausreichend vorhanden, um nun tatkräftiger als jemals zuvor all dies in eine praktische Handlung zu überführen. Der Alltag und damit jeder Augenblick wartet darauf, neu wahrgenommen, bewertet und mit neuer, so noch nicht dagewesener Handlung belebt zu werden. Nur jetzt ist der Zeitpunkt, allem eine neue Richtung zu geben. Das Schöne ist, dass eigentlich nichts zu tun ist. Sie müssen nichts tun. Das Leben lädt Sie ein, Ihr Leben jetzt zu ändern, indem Sie andere Gedanken denken und alles, was Sie wahrnehmen, einfach anders bewerten.

Beginnen Sie jetzt in diesem Augenblick damit, Ihr Leben anders zu denken, indem Sie

- das Leben als Geschenk und Einladung sehen
- alles als „dürfen“ und nichts mehr als „müssen“ sehen
- sich von jedem Augenblick und all den kleinsten Geschenken, die er bringt, »verzücken« lassen
- zulassen, dass alles, was geschieht, *für* Sie und nicht *gegen* Sie geschieht.

- die Signale und Botschaften als Ausdruck der Weisheit Ihres Körpers betrachten und ihnen Gehör schenken
- Ihrem Körper vertrauen und seinen Botschaften und seiner Weisheit auch ganz praktisch folgen
- die innewohnende Weisheit anerkennen und nachhaltiger als je zuvor der Stimme ihres Herzens folgen
- radikal aufhören, falsche Gedanken zu denken und ihnen Raum zu geben – radikaler Stopp von Selbstzweifeln und Selbstvorwürfen
- Körper und Geist verehren durch Zufuhr guter Nahrung, durch regelmäßigen Sport und Entspannung
- täglich 20 Minuten meditieren und in der Meditation tief verneigen vor dem Geschenk dessen, was sie haben und sein dürfen
- mutig Neues wagen, bislang Unausgesprochenes ausdrücken und mutig Ihrer Intuition folgen
- die Spur der Faszination und Großartigkeit dessen, was an Möglichkeiten in Ihnen steckt, mehr Raum geben als Programmen, die scheinbar abgearbeitet werden wollen
- sich berühren lassen von dem, was ist, und eintauchen in eine neue Welt der Wahrnehmung
- sich in jedem Moment vom Leben geküsst fühlen
- darauf vertrauen, dass das Leben immer für Sie sorgt

Erinnern Sie sich: Sie sind einzigartig und wunderbar – alles in Ihnen und um Sie herum ist richtig, genauso wie es ist.

Das Leben hält eine Schatzkiste voller Möglichkeiten und magischer Wunder für Sie bereit.

Ich würde mir wünschen, dass es mir mit diesem Buch gelungen ist, Sie einzuladen und zu ermutigen, Ihre ganz eigene Spur aufzunehmen, um dem zu folgen, was für Sie gut und richtig ist. Dass es Ihnen gelingen möge, mehr und mehr in Ihre ganz eigene Grundschwingung zu finden und dabei ungeahnte neue Möglichkeiten zu entdecken, das Geschenk dieses Lebens erfüllender und für Sie passender zu leben und zu feiern. Fühlen Sie sich vom Leben wachgeküsst und spielen Sie spontan mit den Möglichkeiten und Herausforderungen des Augenblicks.

Lassen Sie sich berühren, atmen Sie in den Augenblick hinein und lassen Sie sich begeistern von dem, was Ihre Sinne Ihnen mitteilen. Staunen Sie und lachen Sie über sich selbst, wenn es mal nicht so klappt, wie es ein Teil von Ihnen gerne hätte. Vertrauen Sie Ihrer Kraft und erwarten Sie das Beste.

Ihr Ingfried Hobert

Adressen

Beratungen per Telefon, Skype sowie Therapiesitzungen und Kuren am Steinhuder Meer:
Praxis für Gesundheit
Dr. med. Ingfried Hobert
Leinenweberstraße 19
D-31515 Steinhude am Meer
T: 05033-95030 F: 05033-950333
team@drhobert.de; www.drhobert.de

Seminare der Ethnomed Akademie
www.ethnomed-akademie.de

Hochdosierte Naturmedizin
Ethno Health Rezepturen zur Vorbeugung und Stärkung
www.medicalparc.de
Ethno Health Telefon: kostenfrei: 0800-555-0010
(oder: 0031-858880297)

Kundalini-Yoga
Christiane Hobert
team@drhobert.de

Ayur-Yoga-Therapie
Remo Rittiner
info@ayuryoga.ch

Fünf Elemente Ernährung
Daniela Herzberg
daniela@5-elemente.org

Indikationsregister

Indikationen	Wurzel-Komplex	Immunkraft	OPC-Kraft	Pilzkraft	Eiweiß-Vitalkomplex	Algenkraft	Enzymkraft	Leberkraft	Darmkraft
Allergien	x		xx	x	x	x	x	x	xx
Alterung	x		x	x	x	x	x		
Angstzustände	x				x				
Antriebslosigkeit	x		x	x	x	x			
Antibiotikatherapie		xx	xx	x	x	x	x		x
Arteriosklerose			x	x	x	x	x	x	
Arthritis		x	x	x	x		xx	x	
Arthrose				x	x		xx		
Asthma		x	x	x	x	x			
Augenschwäche				x	x				
Autoimmunerkrankungen			x	x	x	x	x	x	x
Bandscheibenvorfall					x		x		
Bauchspeicheldrüsenentzündung	x			x	x	x	xx	x	
Bluthochdruck					x				
Blutgerinnung / Thrombose			x	x	x	x	xx		
Bronchitis		x	xx	x	x	x	x		
Burnout	xx		x		x	x			
Candidainfektionen		x	xx	x	x		x	x	x
Chemotherapie	x	x	xx	x	x	x	x	x	xx
Darmentzündung	xx			x	x	x	x	x	xx
Darmflorastörung	x			x	x	x	x	x	xx

x = zusätzliche Rezeptur; xx = Grundrezeptur

Ayurveda Balance	Herzkraft	Gelenkkraft	Augenkraft	Blutdruck-Komplex	Cholesterin-Komplex	Blutzucker-Komplex	Gehirnkraft	Lungenkraft	Inflam-Komplex	Weidenkraft	Zellschutz-Komplex	Männerkraft	Frauenkraft	Omega 3 plus
X							X	X	XX					XX
X	X		X				XX							XX
X	X						X					X		XX
X														XX
									XX					XX
	X			X	XX	X	X		XX					XX
		XX							XX	X				XX
		XX							XX					XX
X								X	XX					XX
			XX				XX							XX
X									XX					XX
		XX							XX					XX
				XX					XX					XX
	X								XX	X				XX
								X	XX					XX
X							X	X	XX					XX
									XX					XX
X									XX	X	XX			XX
X									XX					XX
X									XX					XX

Indikationen	Wurzel-Komplex	Immunkraft	OPC-Kraft	Pilzkraft	Eiweiß-Vitalkomplex	Algenkraft	Enzymkraft	Leberkraft	Darmkraft
Depressionen	x		x		x				
Diabetes	x				x	x		x	
Durchblutungsstörungen			x	x	x	x	x	x	
Erkältung / Virusinfekt		x	xx	x	x	x	x		x
Erschöpfung / Müdigkeit	xx		x	x	x	x			
Fettstoffwechelstörung				x	x	x		xx	x
Fibromyalgie	x		x	x	x	xx	x	x	
Gastritis	x			x	x	x			xx
Gehirnfunktionen	xx		x		x	x			
Gicht	x			x	x	x	x	xx	x
Hauterkrankungen		x	x	x	x	x		x	xx
Hepatitis		x	x	x	x	x		xx	x
Herzinfarkt / Prophylaxe			x		x				
Herzinsuffizienz									
Herzkranzgefäßerkrankung					x				
Herzrhythmusstörung					x				
Immunstärkung		x	x	x	x	x	x		x
Kälte / Frieren		x			x				
Kopfschmerzen / Migräne			x		x	x			
Krebserkrankungen	x	xx	xx	xx	x	x	x	x	x
Leberbelastung			x	x	x	x	x	xx	x
Leistungsschwäche	xx	x	x	x	x	x			
Lungenschwäche / Luftnot	x	x	x	x	x	x			

x = zusätzliche Rezeptur; xx = Grundrezeptur

Ayurveda Balance	Herzkraft	Gelenkkraft	Augenkraft	Blutdruck-Komplex	Cholesterin-Komplex	Blutzucker-Komplex	Gehirnkraft	Lungenkraft	Inflam-Komplex	Weidenkraft	Zellschutz-Komplex	Männerkraft	Frauenkraft	Omega 3 plus
X	X						X		XX					XX
						XX			XX					XX
	X			X	X	X	X		X					XX
									XX					XX
X	X						XX		XX					XX
					XX				XX					XX
									XX	XX				XX
									XX					XX
X	X		X	X			XX		XX					XX
					X				XX					XX
									XX					XX
XX	XX								XX					XX
XX	XX								XX					XX
XX	X			X					XX					XX
XX	X								XX					XX
X									XX		XX			XX
X									XX					XX
X							X		XX	XX				XX
									XX		XX			XX
X	X								XX					XX
								XX	XX					XX

Indikationen	Wurzel-Komplex	Immunkraft	OPC-Kraft	Pilzkraft	Eiweiß-Vitalkomplex	Algenkraft	Enzymkraft	Leberkraft	Darmkraft
Magenschmerzen	xx			x	x	x	x		x
Makuladegeneration					x				
Müdigkeit	xx		x		x	x			
Nackenverspannungen					x			x	
Ödeme / Wassereinlagerungen			x	x	x	x	xx	x	
Prostatavergrößerung									
Rheuma			x	x	x	x	xx	x	
Schlafstörungen	x				x				
Schlaganfall					x	x	x		
Sodbrennen	xx			x	x	x		x	x
Schmerzen									
Schwindel	xx		x		x		x		
Tinnitus	xx				x		x		
Übergewicht			x	x	x	x	x	x	xx
Unruhe / Stress	x				x				
Verdauungsstörungen	xx			x	x	xx	x		xx
Vergiftungen / toxische Belastungen				x		xx	x	x	xx
Wechseljahrbeschwerden					x				

x = zusätzliche Rezeptur; xx = Grundrezeptur

Ayurveda Balance	Herzkraft	Gelenkkraft	Augenkraft	Blutdruck-Komplex	Cholesterin-Komplex	Blutzucker-Komplex	Gehirnkraft	Lungenkraft	Inflam-Komplex	Weidenkraft	Zellschutz-Komplex	Männerkraft	Frauenkraft	Omega 3 plus
									XX					XX
			XX				X		XX					XX
XX			X						XX					XX
X		X		X					XX	X				XX
	X								XX					XX
									XX			XX		XX
		X							XX	XX				XX
X							XX							XX
X							XX		XX					XX
									XX					XX
									XX	XX				XX
X	X		X				XX							XX
X			X				XX		X					XX
X					X				XX					XX
X	X						X							XX
									XX					XX
					X									
		X											XX	XX

Beschwerden	Bupleurum 9	Astragalus 10	Cythula 12	Schisandra 13	Rehmannia 6	Ziziphus 9	Polygoni 7	Gentiana 10	Forsythiae 10	Uncaria 11
Alterung vorzeitig					x		xx			
Angst				xx		x				
Anspannung	xx			x				x		
Appetitlosigkeit		xx				x				
Arthritis / Arthrose			xx							
Augen, gerötete								x		x
Blutarmut	x	x			xx	x				
Bluthochdruck						x		x		xx
Burnout	x	x			xx		x			
Darmbeschwerden		xx								
Grübeln	x			xx	x	x				
Erschöpfung	x	xx			xx	x				
Faszien-Verklebungen	x		xx							
Frösteln / Frieren									xx	
Gelenkschmerzen	x		xx				x		x	
Gereiztheit / Widerstand	xx			xx				x		
Grippe									xx	
Haarverlust					x		xx			
Halsschmerzen									x	
Herzunruhe / Herzrasen				x		xx				
Hitze Kopf								x		x
Hörschwäche		x			xx			x		x
Kalte Hände und Füße		x			x				xx	
Kopfschmerzen	xx	x						x		x
Konzentrationsstörungen	x			xx	x	x		x		

x = zusätzliche Rezeptur; xx = Grundrezeptur

Beschwerden	Bupleurum 9	Astragalus 10	Cythula 12	Schisandra 13	Rehmannia 6	Ziziphus 9	Polygoni 7	Gentiana 10	Forsythiae 10	Uncaria 11
Luftnot / flache Atmung		xx								
Müdigkeit	x	xx			x		x			
Muskelschwäche					xx				x	
Muskelverspannungen	xx									x
Muskelzuckungen	xx									x
Nachtschweiß				x	x					
Nackenschmerzen	xx								x	
Potenzprobleme							xx			
Rheuma			xx							
Rückenschmerzen	xx		x							
Schlafstörungen				xx	x	x				x
Schmerzen, stark			x							
Schwache Glieder		x			x				x	
Schwache Stimme		x								
Schwindel		x			xx			x		x
Taubheitsgefühle			x							x
Tinnitus					xx			x		x
Unfruchtbarkeit							x			
Unruhe / Stress	x			x		x		x		
Vergesslichkeit				x	x	x	x			
Völlegefühl	x	x								
Wechseljahrprobleme				x			x			
Zahnprobleme					x		xx			
Zwänge / Phobien				xx		x				

Avatar:

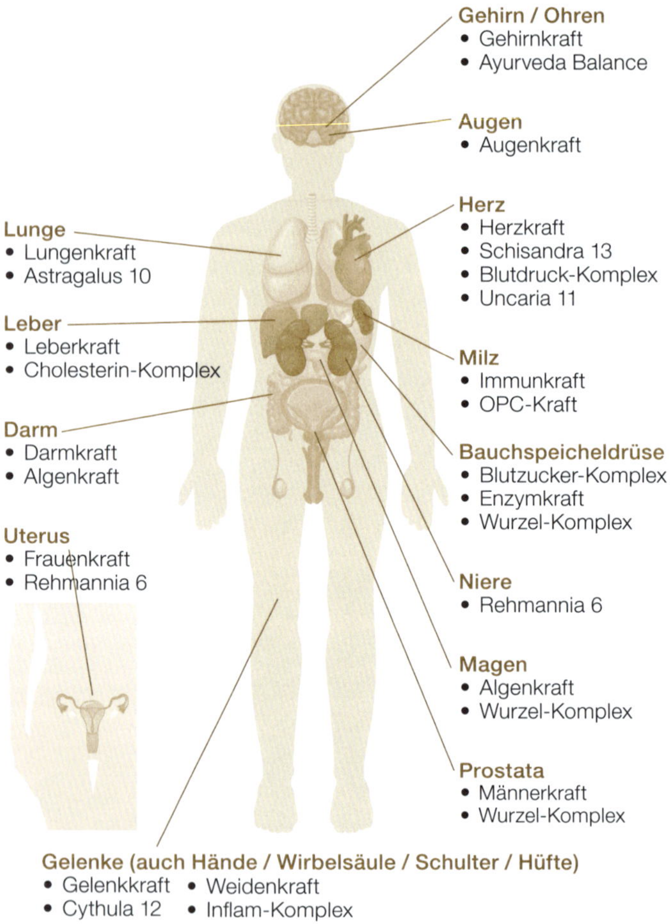
Gehirn / Ohren
• Gehirnkraft
• Ayurveda Balance
Augen
• Augenkraft
Herz
• Herzkraft
• Schisandra 13
• Blutdruck-Komplex
• Uncaria 11
Lunge
• Lungenkraft
• Astragalus 10
Leber
• Leberkraft
• Cholesterin-Komplex
Milz
• Immunkraft
• OPC-Kraft
Darm
• Darmkraft
• Algenkraft
Bauchspeicheldrüse
• Blutzucker-Komplex
• Enzymkraft
• Wurzel-Komplex
Uterus
• Frauenkraft
• Rehmannia 6
Niere
• Rehmannia 6
Magen
• Algenkraft
• Wurzel-Komplex
Prostata
• Männerkraft
• Wurzel-Komplex
Gelenke (auch Hände / Wirbelsäule / Schulter / Hüfte)
• Gelenkkraft
• Weidenkraft
• Cythula 12
• Inflam-Komplex

Wichtige Medikamentengruppen und ihr Mikronährstoffverlust

Wichtige Medikamentengruppen	Mikronährstoffverlust von
Antazida / Magenmittel	Eisen, Zink, Vit B12
Antihistaminika (Allergiemittel)	Vit B6
Antibiotika	Biotin, Vit K, Magnesium, Eisen, Zink
Antidepressiva	Vit B2, B12 + D, Calcium, Folsäure, Magnesium
Antiepileptika	Vit D, Folsäure, Selen, Calcium
Antihypertensiva	Kalium, Zink
Antikoagulantien	Vit K, Q10
Antirheumatika	Vit E, Folsäure
Cortison	Vit C + D, Calcium
Gichtmittel	Vit B12, Eisen
Herzmittel	Magnesium, Kalium, Vit B3 (bei Betablocker)
Diuretika	Magnesium, Kalium, Calcium, Vit B1, Folsäure
Laxantien	Magnesium, Kalium
Parkinsonmittel	Vit B6
Cholesterinsenker	Vit A, B6, B12, D, E + K, Folsäure, Q10
Schilddrüsenhormone	Calcium, Eisen
Schmerzmittel, z. B. Aspirin	Vit C + E, Eisen
Kontrazeptiva (Pille)	Vit B5, B6 + C, Folsäure
Zytostatika	Vit B1, B2, B3 + C, Q10, Folsäure, L-Carnitin, Magnesium

Vorbeugen ist besser als Heilen

Beispiele von Rezepturen, die präventiv und unterstützend, oftmals sogar erfolgreich als Alternative eingesetzt werden können:

- Dies gilt besonders für **Antibiotika** bei Infektionen (Alternative Ethno Health OPC-Kraft und Ethno Health Immunkraft)
- **Magenmittel** wie H2-Blocker oder den Protonenpumpenhemmer Pantoprazol (Alternative Ethno Health Algenkraft, Ethno Health Astragalus 10)
- **Antirheumatika** wie Cortison, MTX oder Ibuprofen (Ethno Health Inflam-Komplex, Ethno Health Weidenkraft, Ethno Health Cythula 12)
- **Abführmittel** wie Dulcolax (Ethno Health Algenkraft, Ethno Health Darmkraft, Ethno Health Leberkraft)
- **Asthmamittel:** Unterstützung durch Ethno Health Lungenkraft
- **Fettsenker** wie Statine (Ethno Health Cholesterin-Komplex)
- **Herzinsuffienz** Präparate wie ACE-Hemmer, Hypotoniemittel wie Effortil (Ethno Health Herzkraft – nur nach ärztlicher Rücksprache)
- **Blutdruckmittel** wie ß-BLocker (Ethno Health Blutdruck-Komplex oder TCM Ethno Health Uncaria 11 – nur nach ärztlicher Rücksprache)

- **Diabetesmittel** wie Metformin, Glukobay, Glibenclamid (Ethno Health Blutzucker-Komplex und Ethno Health Rhemannia 6 – auch Insulin kann u. U. deutlich reduziert werden, jedoch nur unter ärztlicher Begleitung)
- **Kniegelenkspiegelungen** und -operationen (Ethno Health Gelenkkraft)
- **Cortison** bei Colitis ulcerosa (Ethno Health Algenkraft, Ethno Health OPC-Kraft und Ethno Health Darmkraft)
- **Psychopharmaka** bei Depressionen und Ängsten (Ethno Health Ayurveda Balance, Ethno Health Wurzel-Komplex, Ethno Health Ziziphus 9)
- **Schlafmittel** (Ethno Health Ziziphus 9, Ethno Health Schisandra 13)
- **Antikoagulantien** wie ASS, Macumar oder Xarelto (Ethno Health Enzymkraft, Ethno Health Weidenkraft – nur nach ärztlicher Rücksprache)
- **Antiphlogistika** bei Schwellungen, Ödemen und Entzündungen (Ethno Health Enzymkraft, Ethno Health OPC-Kraft)

Achtung: Umstellungen dürfen nur nach Absprache mit Arzt oder erfahrenem Therapeuten erfolgen, nachdem Rahmenbedingungen (z. B. Ernährung, Sport, Entspannung oder Änderung der Grundhaltung) überzeugend verändert wurden.

WELTKARTE DER HEILPFLANZEN

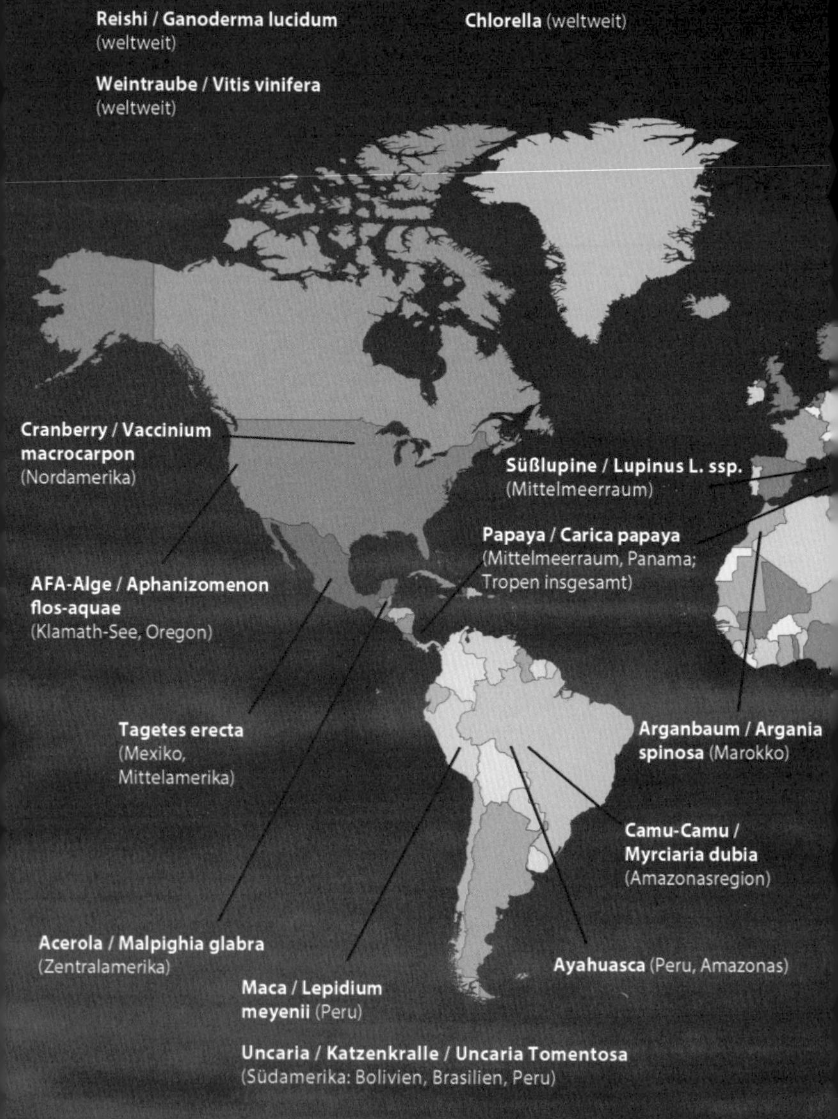
Reishi / Ganoderma lucidum (weltweit)
Chlorella (weltweit)
Weintraube / Vitis vinifera (weltweit)
Cranberry / Vaccinium macrocarpon (Nordamerika)
Süßlupine / Lupinus L. ssp. (Mittelmeerraum)
Papaya / Carica papaya (Mittelmeerraum, Panama; Tropen insgesamt)
AFA-Alge / Aphanizomenon flos-aquae (Klamath-See, Oregon)
Tagetes erecta (Mexiko, Mittelamerika)
Arganbaum / Argania spinosa (Marokko)
Camu-Camu / Myrciaria dubia (Amazonasregion)
Acerola / Malpighia glabra (Zentralamerika)
Ayahuasca (Peru, Amazonas)
Maca / Lepidium meyenii (Peru)
Uncaria / Katzenkralle / Uncaria Tomentosa (Südamerika: Bolivien, Brasilien, Peru)

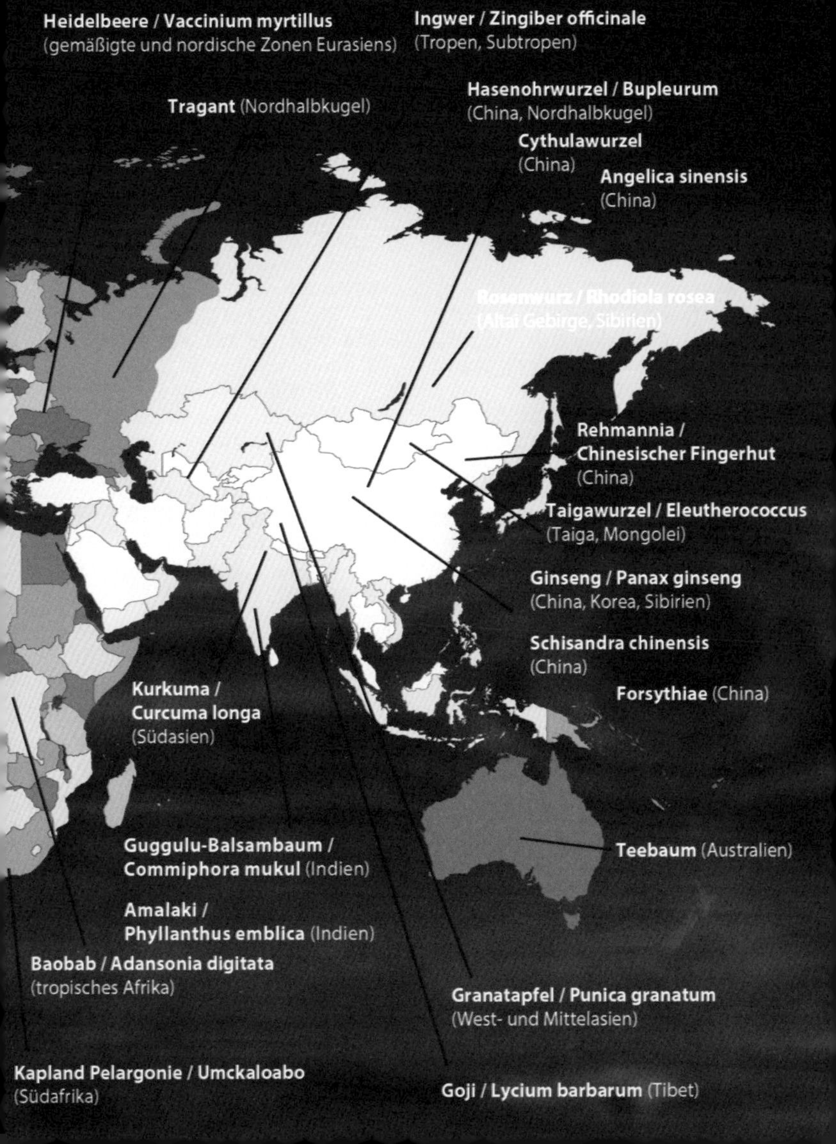
Heidelbeere / Vaccinium myrtillus (gemäßigte und nordische Zonen Eurasiens)
Ingwer / Zingiber officinale (Tropen, Subtropen)
Hasenohrwurzel / Bupleurum (China, Nordhalbkugel)
Tragant (Nordhalbkugel)
Cythulawurzel (China)
Angelica sinensis (China)
Rosenwurz / Rhodiola rosea (Altai Gebirge, Sibirien)
Rehmannia / Chinesischer Fingerhut (China)
Taigawurzel / Eleutherococcus (Taiga, Mongolei)
Ginseng / Panax ginseng (China, Korea, Sibirien)
Schisandra chinensis (China)
Forsythiae (China)
Kurkuma / Curcuma longa (Südasien)
Teebaum (Australien)
Guggulu-Balsambaum / Commiphora mukul (Indien)
Amalaki / Phyllanthus emblica (Indien)
Baobab / Adansonia digitata (tropisches Afrika)
Granatapfel / Punica granatum (West- und Mittelasien)
Kapland Pelargonie / Umckaloabo (Südafrika)
Goji / Lycium barbarum (Tibet)

Sachregister

Weitere Bücher aus dem Verlag Via Nova:

Die Ethno Health Apotheke

Die besten Heilpflanzenrezepturen unserer Erde
Indikationen, Anwendungen, Wirkungen
Dr. med. Ingfried Hobert / Svenja Zitzer

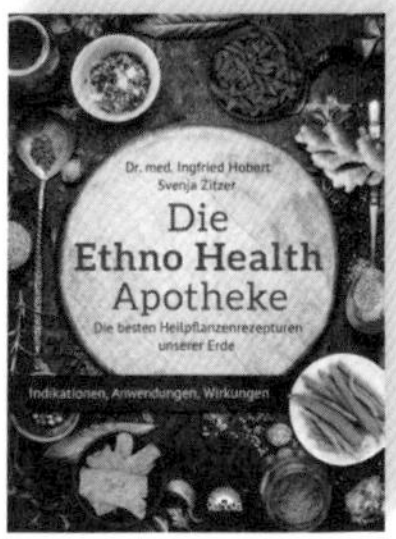

Klappenbroschur, 320 Seiten,
100 vierfarbige Fotos,
ISBN 978-3-86616-398-0

4., überarbeitete Auflage

Was der Ethnomediziner Dr. Ingfried Hobert in langjähriger Arbeit in diesem Buch zusammengefasst hat, ist wirklich einmalig: Aus der „Naturschatzkiste" unseres Planeten hat er das traditionelle Heilwissen der Völker und Kulturen aus allen Zeiten und Kontinenten zusammengetragen und mit Hilfe modernster wissenschaftlicher Methoden und ausgewählter Spezialisten nach heutigem Stand geprüft. Das Ergebnis ist phänomenal: hocheffektive Heilpflanzenmischungen und vielfältige Rezepturen aus den verschiedensten Regionen der Welt, die wirklich helfen. Ein einzigartiges Heilwissensbuch, das uns auf ganz natürliche Weise in allen Bereichen unseres Lebens wirkungsvoll unterstützen kann. Diese genialen Rezepturen stärken die Lebenskräfte, regen die Selbstheilungsprozesse an, schenken Heilung, strahlende Gesundheit und Transformation. Dieses Buch gehört wie die Hausapotheke in jeden Haushalt!

Mantra Medizin

Die heilsame Kraft der Mantras
zur Stärkung der inneren Ausrichtung
Dr. med. Ingfried Hobert

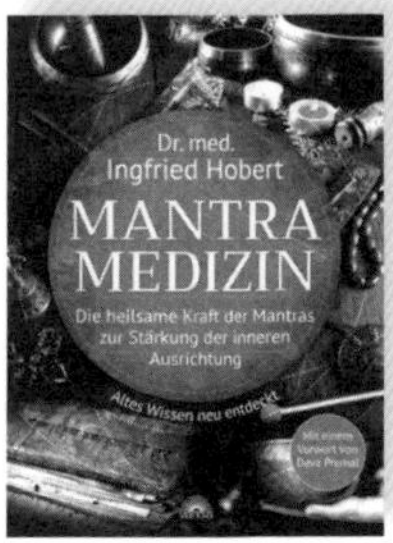

Klappenbroschur, 224 Seiten, 13 Grafiken, 1 Foto,
ISBN 978-3-86616-517-5

Seit Anbeginn der Menschheit begleiten uns Mantras als Wegbereiter, Türöffner, Geburtshelfer neuer Gedanken und Felder sowie als Transformationshelfer hin zu strahlender Gesundheit. Sie verbinden uns mit etwas Größerem, das uns Wachstum und Erkenntnis bringt. Sie können Botschafter der Liebe sein und uns wie ein liebevoller Freund unterstützen und nähren. Sie bringen unser Herz ins Schwingen, können unser Leben tragen, schaffen ein Gefühl von Verbundenheit und geben Halt. So sind sie ein äußerst wichtiger Teil jedes Heilungsprozesses. Mantramedizin bedeutet, auf psychoemotionaler Ebene die Rahmenbedingungen zu schaffen, unter denen Selbstheilung besser und sicherer gelingen kann. Innehalten und Gewahrsein entwickeln sind die Schlüssel einer Medizin der Zukunft.

Heilgeheimnisse aus Tibet

Verborgene Kraftpotenziale mobilisieren
Dr. med. Ingfried Hobert

Paperback, 248 Seiten, ISBN 978-3-86616-289-1
E-Book ISBN 978-3-86616-417-8

2. Auflage

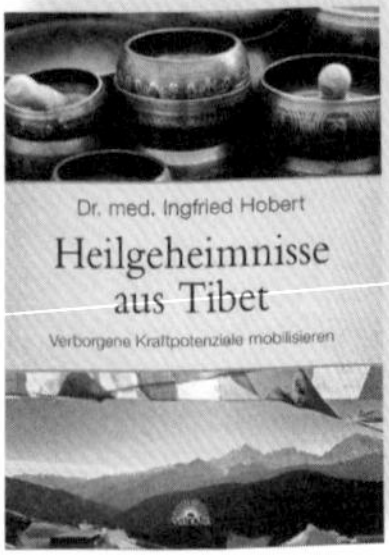

Wie wir das alte Heilwissen aus Tibet für unser heutiges Leben nutzbar machen und ungeahnte innere Potenziale mobilisieren können, das zeigt uns fachkundig, spannend, mit tiefem Wissen und großem Überblick auf eindrucksvolle Weise dieses Buch. Denn alles kann sich verändern, wenn es uns gelingt, den Blick zu verändern, mit dem wir auf uns und die Welt schauen, wenn wir Unbewusstes durchleuchten und die darin verborgenen Schätze erkunden und uns verfügbar machen. Lebendiges altes Wissen will immer wieder neu entdeckt werden und zeigt uns, wie wir kraft unseres Bewusstseins Heilung erlangen können und zu einem freien, selbstbestimmten Leben gelangen.

Yogatherapie und ganzheitliche Medizin

Vorbeugung und Heilung von Krankheiten – Yoga-Übungen für Anfänger und Fortgeschrittene
Remo Rittiner / Dr. med. Ingfried Hobert

Klappenbroschur, 184 Seiten,
400 farbige Fotos,
ISBN 978-3-86616-514-4

3. Auflage mit neuer Ausstattung

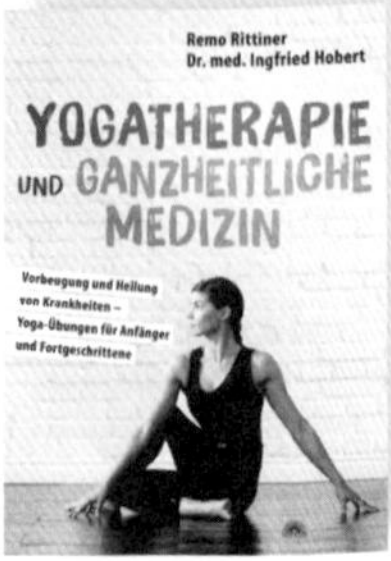

Dieses Buch ist für all jene Menschen geschrieben, die an chronischen Krankheiten leiden und nach neuen Wegen der Heilung und Linderung ihrer Beschwerden suchen. Vor dem Hintergrund ganzheitlicher Psychosomatik haben der erfahrene Yogatherapeut Remo Rittiner und der naturheilkundliche Mediziner Dr. Ingfried Hobert diese spezifischen Yogaprogramme entwickelt, die sich schon bei vielen Patienten erfolgreich bewährt haben. Ob Hüftarthrose, Heuschnupfen oder Bandscheibenvorfall, ob Übergewicht, Depression oder Burnout, wer sich auf dieses Übungsprogramm einlässt, hat beste Chancen, seinen Gesundheitszustand ganz wesentlich zu verbessern. Die einzelnen Übungen sind in klarer und verständlicher Form mit vielen Fotos dargestellt und für jeden leicht zu erlernen.